U0338029

赵进喜
精讲《伤寒论》

三阴三阳统百病

赵进喜◎著

华龄出版社
HUALING PRESS

责任编辑：王　旺
责任印制：李未圻

图书在版编目（CIP）数据

三阴三阳统百病：赵进喜精讲《伤寒论》／赵进喜
著．-- 北京：华龄出版社，2020.11
　ISBN 978-7-5169-1628-5

　Ⅰ．①三… Ⅱ．①赵… Ⅲ．①《伤寒论》－研究
Ⅳ．① R222.29

　中国版本图书馆 CIP 数据核字（2019）第 301871 号

书　　名：三阴三阳统百病：赵进喜精讲《伤寒论》
作　　者：赵进喜
- -
出 版 人：胡福君
出版发行：华龄出版社
地　　址：北京市东城区安定门外大街甲 57 号　　邮　　编：100011
电　　话：010-58122246　　　　　　　　　传　　真：010-84049572
网　　址：http://www.hualingpress.com
- -
印　　刷：北京楠萍印刷有限公司
版　　次：2020 年 11 月第 1 版　　　　2020 年 11 月第 1 次印刷
开　　本：710 毫米 ×1000 毫米　　1/16　　印　　张：13.5
字　　数：129 千字
定　　价：50.00 元
- -

序

　　赵进喜教授，号医灯，又号慈航，1965年出生于河北省肥乡县一耕读人家。时逢十年动乱，6岁入学读书，独遵家训，刻苦努力。1977年恢复高考后，受报告文学《歌德巴赫猜想》激励，读书更勤。1979年以全县第一名成绩升入高中。有感于母亲病痛之苦，1982年以全县最好成绩考进河北医学院中医系。从此开始钻研中医，得以遂平生之愿。大学读书期间，私淑李克绍、刘渡舟等名家，并得到张贵印等前辈指点。1987年大学毕业后，到河北省邯郸市中心医院从事临床工作，并随当地名医杜庆云、韩志和等临证。1989年考入天津中医学院第一附属医院攻读硕士学位，师从天津名医黄文政教授，从事中医内科肾脏病的临床和科研工作，其间遍访津门名宿，受益良多。1991年又考入北京中医药大学攻读博士学位，师从著名中医内科学家王永炎院士，著名肾病糖尿病专家吕仁和教授和著名肾脏病理专家魏民教授，从事中医药治疗糖尿病肾病的临床和科研工作。现任北京中医药大学东直门医院首席专家、学位委员会副主席、内科学系常务副主任、大内科副主任、中医内科教研室主任、主任医师、教授、博士生导师，为国家中医药管理局中医内科内分泌重点学科建设单位学科带头人，兼任世界中医药学会联合会糖尿病专业委员会会长，中华中医药学会糖尿病分会名誉副主委，北京中医药学会糖尿病专业委员会副主委，北京医学会内分泌专业委员会委员，为北京四大名医之一施今墨的传人，"国医大师"、首都国医名师吕仁和教授的学术继承人，霍英东教育基金会高校青年教师奖获得者，国家中医药管理局首批中医临床优秀人才研修项目优秀奖获得者，中国科协全国优秀科技工作者，北京市高校教学名师。

赵进喜教授，常以"老老实实做人，踏踏实实做事"为座右铭，取法《易经》"天行健，君子以自强不息""地势坤，君子以厚德载物"之旨，崇尚辩证唯物哲学观，兼取儒、道、释、耶之精华，严以律己，谦以待人，泰然处事，笑对人生。平时酷爱读书，尤喜经、史、哲学、人物传记。对中国画、中国诗词、中国气功等东方传统文化和技艺，多所热爱。其画鹰、画竹、画荷、画山水，有古君子之风。长期扎根医疗一线，并从事教学和科研工作。治学方面赞赏《伤寒论》原序中所谓"勤求古训，博采众方，并平脉辨证"的治学思路，主张全面继承传统医学精粹，充分学习中西医研究成果和方法，坚持实践，注重创新，即所谓"继承、学习、实践、创新"八字方针。学崇仲景而师古今百家之学，认为三阴三阳可以钤百病，重视体质在疾病发生、发展过程中的重要作用，强调辨方证、选效药。临床擅于治疗糖尿病及其多种血管神经并发症尤其是糖尿病肾病、慢性肾炎、肾衰尿毒症、妇女盆腔瘀血综合征、更年期综合征、小儿多动症、抽动症等。患者有以"济世慈航""医道千秋"誉之，颇受称颂。热心中医教学与人才培养，先后培养博士后1人，博士研究生20人，硕士研究生50余人，其中包括日本、韩国、泰国、新加坡和我国港澳台学员10余人。科研方面，赵进喜教授曾主持国家"十五""十一五"科技攻关与支撑糖尿病肾病重大项目等。成果获国家科技进步二等奖1项，中华中医药学会科技进步一等奖1项、二等奖4项、三等奖1项，中国高校科学技术二等奖1项，北京市科技进步二等奖、三等奖各1项，天津市科技进步三等奖1项。发表论文、译文300余篇，著作30余部。著有《古方妙用》《内分泌代谢病中西医诊治》《疼痛性疾病现代中医治疗学》《糖尿病及其并发症中西医诊治学》《四大经典与中医现代临床》（丛书）等。荣获中华中医药学会学术著作一等奖、二等奖、三等奖、优秀奖各1项，科普著作一等奖1项。赵进喜教授主持的"铿锵中医行"学术沙龙，春秋六度；《环球中医药》杂志专栏，荣获国家卫计委优秀宣传栏目奖；铿锵中医行——名医汇讲》一书，被评为2018年度医界好书第五名。

赵进喜教授，是我大学同学，河北读本科时常共论学术，相聚甚欢。1992 年建议其投考北京中医药大学中医内科学博士学位研究生。曾同游颐和园，其感而为诗曰："曾经观鱼昆明湖，曾经谈学万寿山，问我此去期何日，万里云天万里帆。"以此观之，则其志不在小。后其来京，曾共居一舍，或研讨学术，或讨论人生，常常是至深夜而不思睡。其后，眼见其踏踏实实，勤奋努力，在临床、教学、科研诸方面，都取得了一系列成果，实在是令人兴奋。眼见其作为首批全国中医优秀临床人才研修项目优秀奖获得者，受到国家领导接见，则深感实至名归。赵进喜教授勤于笔耕，著述甚丰，近期又以《三阴三阳统百病》文稿示余，洋洋洒洒，二十余万言。仅粗略观之，则见其读经典，独有心得；勤临床，经验丰富；参名师，学有传承。尤其是面对当前全世界范围抗击新冠肺炎疫情，独有实际指导价值。该书内容翔实，切合实用，行文流畅，通俗易懂，当为理论联系实际之典范，对临床工作者以及中医经典爱好者，必有助益。故欣然为之序。愿中医后学，皆能以振兴中医为己任，继承创新，以求无愧于先人，无愧于时代，无愧于后辈。

刘丙林

国家食品药品监督管理总局新药评审中心

2020 年 6 月 8 日

前　言

随着中国社会与经济的发展，中国人对中华优秀传统文化的民族自觉越来越强烈。学中医、信中医、用中医，把中医智慧贯彻于日常生活，依然成为一种时尚。在中医学术界，更是出现了经典热、经方热。"读经典，做临床，参名师，悟妙道"的人才培养理念，已经为中医界普遍接受。当今中医对经典指导现代临床重要价值的认识，可以说日益深化。

《伤寒杂病论》作为中医临床医学的奠基之作，包括《伤寒论》《金匮要略》两部分，为东汉医圣张仲景所著。在学习中医的四大经典课程中，《伤寒论》与《金匮要略》就占了两门。其中，《伤寒论》更被称为临床经典与"方书之祖"，被誉为"医中之《论语》"，甚至说"半部伤寒就能治天下"。而《伤寒论》所提出的三阴三阳也就是所谓"六经"，更是备受推崇，古人甚至有"六经钤百病"之说。但应该指出的是，历代注解《伤寒论》者号称八百家甚至近千家，有关三阴三阳也就是"六经"的认识，分歧很大，严重影响了《伤寒论》三阴三阳辨证方法的临床应用，甚至曾经让"六经钤百病"几乎成为一句空话。我长期从事临床、科研与教学工作，早在大学读书时就遍览古今中外名著，私淑李克绍、刘渡舟等伤寒大家，在临床上尤其是崇尚三阴三阳辨证方法，常用经方治疗内科以及妇科、儿科疑难杂症，屡有佳效。1995 年就与陈宝明教授合著《古方妙用》，论经方应用辨方证、识腹证、抓主症、守病机等用方技巧，开经方研究之先河。2003 年更编著《〈伤寒论〉与中医现代临床》等，创造性提出了三阴三阳系统论、三阴三阳体质论、三阴三阳辨证方证论，即所谓"伤寒三论"，尤其是辨体质、守病机、辨方证、选效药的经方应用临床思维，受到中医界广泛关注，荣获中华中医药学会学术著作二等奖。

基于此，受出版社领导邀请，我们近期在《伤寒论》讲稿基础上，又整理出《三阴三阳统百病——赵进喜精讲〈伤寒论〉》一书。该书首先从《伤寒论》所谓"伤寒"与三阴三阳的内涵出发，系统阐述了张仲景三阴三阳系统论、三阴三阳体质论与三阴三阳辨证方证论，并以糖尿病及其并发症等现代难治病为例，重点介绍了三阴三阳辨证方法的实用价值以及临床实用的辨体质、守病机、辨方证、选效药的经方应用思维。理论讲解之中，穿插临床实例介绍，夹叙夹议，意在展示"医圣"张仲景三阴三阳辨证与经方应用的实际价值。该书秉承"更经典，更传统，更现代，更实用，更有特色"的精神，传承《伤寒论》理法，立足现代临床实际，总结古今医家应用经典理法与经典名方治疗临床各科疾病的经验，重点对《伤寒论》经典理法与经典名方及其临床应用价值进行了系统阐发，并对经典名方临床应用思维与用方技巧，包括经方应用辨方证、识腹证、抓主症等临床思维进行了系统介绍，纵览古今名医学术，无私分享临床经验，可为中医临床工作者以及中医爱好者，深入学经典、认真用经典，提供实际指引，可为我们应用经典理法与经典名方服务现代临床，提供重要借鉴。

"熟读经典勤临床，多拜名师悟性强"，是中医临床人才成才"四要素"。其中，读经典尤其是中医临床人才成长的基础。中医学源远而流长，而中医经典正是保证中医药学术历久弥新、常用常新的不竭的源泉。所以，每一位中医临床工作者与中医爱好者，都应该把学经典作为把握中医精粹的基础。衷心希望，该书的出版，能为中医临床医生打好经典基础，成为栋梁之才有所助益！能为奋斗在医疗一线的中医、中西医结合临床工作者与中医爱好者，学中医、信中医、用中医提供有益借鉴！至于本书存在不当或争议之处，欢迎批评，欢迎讨论！

赵进喜

2019 年 12 月于北京尊仁居

目　录
CONTENTS

D 第一讲
DIYIJIANG

《伤寒论》及其所论"伤寒"的内涵

各位朋友，大家好！现在咱们一起学习一下中医四大经典里最重要的一个临床医学著作《伤寒论》。

　　近年来，随着社会经济的发展，中国传统文化受到了空前的重视。在中医界，也出现了经典的回归和"经方热"。那么，中医经典为什么很重要呢？

　　我们说，"经者，常也"。也就是说，经典，具有永恒的生命力。像《伤寒论》这样的经典著作，虽然是东汉医圣张仲景的著作，但是对我们现在临床依然有非常强的指导意义，对临床具有恒常的指导价值。

　　另外，"经"还有另一层意思，"经者，验也"。"经"，是经验的意思。可见，经方本来是经验方的意思。在中医界，经方也常指经典名方。尤其是张仲景的《伤寒杂病论》中的经典名方，就常被称为"经方"。

　　"经方"，药味少，配伍特别精当，切合实用，临床疗效特别好。

所以，至今在临床上仍被广泛地应用。包括遭遇到重症急性呼吸综合征（SARS）这样的传染病，经方依然能起到很好的作用。因此，我们说中医经典是中医理论传承和创新的源泉。

咱们有一句话，叫"源远流长"。这句话告诉我们要想走得远，源泉不竭是非常重要的。所以，要想学好中医，临床取得好的疗效，就一定要在学习经典著作方面下功夫，传承好经典著作。

《伤寒杂病论》是中医四大经典之一。一般说，四大经典是指《黄帝内经》《难经》《伤寒杂病论》与《神农本草经》。四大经典课程，则是《内经》《伤寒论》《金匮要略》与《温病学》。《伤寒论》作为经典名著，被历代医家称为"方书之祖"。因为《伤寒杂病论》理法方药对临床价值特别大，所收载的许多经典名方，对临床实践具有普适性的指导意义。有一句话，叫"半部伤寒治天下"，还有一句话叫"六经钤百病"，都是在强调《伤寒论》对临床的重要指导意义。

"半部伤寒治天下"和"半部论语治天下"一样，分别强调了《伤寒论》和儒家《论语》的重要地位，并且它们对"治天下"的作用是不相上下的。所以，在中医里边，《伤寒论》具有非常重要的学术地位。

而"六经"，也就是"三阴三阳"，是《伤寒论》里边一个基本的概念。"六经钤百病"就是在强调三阴三阳辨证方法，对临床治疗多种疾病具有普遍的指导价值。这就是这本书的主旨所在。我们说，"半部伤寒治天下"也好，"六经钤百病"也好，绝不是一句空话。可以说，《伤寒论》在现代临床依然有非常重要的指导意义，所以，我们要学习中医就一定要学习好《伤寒论》。

那么，《伤寒论》究竟是一本什么样的书？《伤寒论》中所说的"伤寒"的内涵是什么？

实际上，"伤寒"本身就有广义和狭义之分，也就是说"伤寒"可分为"广义伤寒"和"狭义伤寒"。

广义的伤寒是一切外感病的总称，尤其是外感热病，就是以发热作为主症的这些病，统称为伤寒。中医的经典著作里边，还有一本书叫《难经·五十八难》。书里边就说："伤寒有五，有中风，有伤寒，有湿温，有热病，有温病。"这句话的意思就是说广义的伤寒又包括五类病。哪五类病呢？一个是中风，一个是伤寒，一个是湿温，一个是热病，一个是温病。这些病人都是患上了外感病。所以，我们说伤寒是一切外感病的统称。实际上，它既包括外感热病，也应该包括不发热的外感病。

而狭义伤寒的概念，就是受了寒邪，然后导致了外感病。中医四部经典里最古老的经典著作是《黄帝内经》。《内经》实际上包括两部书，一个是《素问》，另一个是《灵枢》。《素问·热论》篇章里边，就明确地指出"今夫热病者，皆伤寒之类也，或愈或死"。其中还有一句，"今之伤于寒者，则为病热"，就是你受了寒以后，就会表现为热病，这种热病，就是狭义伤寒。即感受风寒之邪，尤其是寒邪，冬天比较多发的这种外感热病，就叫作狭义伤寒。

所以，伤寒有广义伤寒和狭义伤寒之分，狭义伤寒是受了寒邪以后，紧接着导致的外感发热，而这个广义伤寒，是一切外感病，尤其是外感热病的总称。

那么，《伤寒论》里边的"伤寒"，到底是广义伤寒还是狭义伤寒？许多人对这个不理解。许多人认为《伤寒论》里边的伤寒就是伤了寒邪了，受了风寒了。也有人说《伤寒论》是"详于寒而略于温"。但我认为，这是非常错误的。

因为《伤寒论》里边的"伤寒"，应该是一切外感病的总称。这一切外感病就包括了各种感染性疾病，比如，肺部感染，也有一些传染病，比方说什么流行性脑脊髓膜炎、乙型脑炎，什么布氏杆菌病等许多外感疾病，包括以前许多危害人类健康的烈性传染病，都应该属于广义伤寒。

为什么说《伤寒论》中的伤寒是一切外感病的总称呢？

要回答这个问题，我们需要了解一下《伤寒论》产生的那个时代背景。《伤寒论》产生的时代，是在东汉末年。东汉末年的时候，大家都知道，董卓乱政，黄巾起义，所以战乱特别多。中医有一句话，叫"大兵之后，必有大疫"，就是战乱以后就特别容易导致传染病流行。当时的实际情况是什么呀？"白骨露于野，千里无鸡鸣。"就是说伤人非常多。可见，这个传染病流行进一步又可以导致大量患者的死亡。这个场面，张仲景的《伤寒论》原序里边自己就说：

余宗族素多，向余二百。建安纪年以来，犹未十稔。其死亡者，三分有二。伤寒十居其七。

这句话的意思就是说，我们这个大家族有二百多人，还没有到十年，就已经死了三分之二了。这三分之二里边都是得了什么病死的？十分之七的人，都是死于伤寒。

所以说，伤寒其实是非常严重的。这种伤寒就不可能是一般的受了点寒导致了外感发热，实际上它包括了多种感染性疾病，像大叶性肺炎、支气管肺炎等感染性疾病。还有乙型脑炎、流脑、出血热等传染性疾病。"伤寒十居其七"，提示这个"伤寒"引起死亡的情况是非常多的。

再看著名的三曹里边的曹植，也就是陈思王，他曾有一篇专门的文章叫《说疫气》。

建安二十二年，疠气流行。家家有僵尸之痛，室室有号泣之哀，或阖门而殪，或覆族而丧。或以为疫者，鬼神所作。夫罹此者，悉被褐茹藿之子，荆室蓬户之人耳。若夫殿处鼎食之家，重貂累蓐之门，若是者鲜矣。此乃阴阳失位，寒暑错时，是故生疫。而愚民悬符厌之，亦可笑也。

在这里边就说，建安二十二年的时候，疫气流行，家家有僵尸之痛，室室有号泣之哀，有的人是阖门而殪，有的人是覆族而丧。

这句话就是说全家都死了，有的人就认为这个是天行瘟疫，这是老天爷降罪下来了，是鬼神所做。实际上曹植认为这是完全错误的。因为得这些传染病的人，都是条件比较差的，而那些比较讲究卫生的，生活比较好的，就比较少。所以说，"阴阳失位，寒暑错时"导致了这个瘟疫的流行。而老百姓一会儿烧香，一会儿求神，实际上是很可笑的。

这些记载说明了什么呢？这说明在建安纪年那个时代，就是在张仲景那个时代，瘟疫的流行实际上是非常广泛的，也是非常严重的。

晋代的陈延之的《小品方》里，就曾指出当时有一种说法，即"云伤寒是雅士之辞，云天行瘟疫是田舍间号耳。"这句话的意思就是说，"伤寒"这是知识分子、文化人所说的一种称谓，而普通老百姓就将之称为天行瘟疫。这说明什么？就是说"伤寒"本身就是普通老百姓常说的"天行瘟疫"。

葛洪在《肘后方》中更明确指出："伤寒，时行，瘟疫，三名同一种。"我国本土第一位自然科学领域诺贝尔奖获得者屠呦呦就曾受到这本书的启发，发现了青蒿素。书里面曾说，治疗疟疾应该用青蒿一把搅汁服。《肘后方》里边，葛洪就明确提出伤寒、时行、瘟疫这三个病名实际上是同一种疾病。就是说，伤寒也好，时行也好，瘟疫也好，这三个名字，实际上都是一种病。这也就说明伤寒本身就包括了多种流行性的疾病，多种传染病在内。

所以，我们说《伤寒论》中的伤寒应该是广义伤寒，是一切外感病的总称，尤其是外感热病的总称。

　　那么，理解到伤寒是广义伤寒，这有什么意义呢？这是为了强调《伤寒论》本身对我们诊治外感病，包括感染性疾病与传染病等，具有实际指导价值。实际上，学习《伤寒论》对我们诊治现在的多种慢性病也有普遍的指导意义。所以，我们要对《伤寒论》这部著作有一个新的认识。

D 第二讲
DIERJIANG

《伤寒论》学习的四个境界

第一境界：学会用经方。

第二境界：掌握张仲景理法，如表里同治、先表后里、虚实补泻、寒温同用以及"护胃气，存津液"等。

第三境界：掌握张仲景治学方法：继承、学习、实践、创新。

第四境界：学习张仲景悲天悯人、不图名利、唯求博济的高尚情怀。

下面，我们讲学习《伤寒论》的四个境界。

学习《伤寒论》，要研究《伤寒论》，第一个境界，首先就是要学会用经方。

我们知道，古今注《伤寒论》的人是非常多的。号称是八百余家，甚至千余家。但是，谁跟谁的理论观点都不完全一样。可是，各家都是著名的大家，为什么？

这是因为经方是非常有疗效的。经方的组成是非常有特色的，用于临床治病，疗效是非常好的。历代医家对《伤寒论》有研究者，多是擅应用经方治病者。

所以说，我们要学好《伤寒论》，首先就要掌握经方的运用技巧。

如果学会了用经方，就能在临床上取得很好的疗效，就能成为临床上受到患者欢迎的好大夫。现在有好多人，号称经方派，他们这个派别明显的特征就是喜欢用经方。因为经方好上手，应用经方常能取得好的疗效，所以就特别容易给学者带来自信。这个是学习《伤寒论》的第一个境界，也就是第一个层次，叫学会、掌握用经方的技巧。

而第二个境界，要高于用经方的这个境界。就是要掌握张仲景的《伤寒论》的"理法"。

张仲景的理法是非常多的，也是非常科学的，可以说对许多疾病的诊疗都有普遍的指导意义。比如说，"表里先后"的治法，就是先治表，后治里，这是一般的治疗思路。但是，也有的时候是在里证特别突出的时候，尤其是里边有虚寒证的时候，表现为下利清谷不止，就是拉肚子完谷不化的时候，也有先救里后解表的这种情况，就是他有"表里先后"的治则。有时候也有里证特别突出的，要用下法，然后用汗法的这种思路，这叫"表里先后"。一般来说，是先表后里，但是病情特别严重的时候，一方面表现为阳明腑实了，或者是表现为太阴脾阳虚衰，甚至少阴心肾阳衰的时候，有时候也经常有先救里后治表的这种思维。这就是"表里同治"的治法与"知常达变"的思维。

此外，还有"虚实补泻"的思路，也有"寒温同用"的思路。比如说，半夏泻心汤、生姜泻心汤、甘草泻心汤这些泻心汤系列方，黄连汤麻黄升麻汤这样的方，都属于"寒温同用"的这种思路，通过运用寒温同用，辛开苦降的思路来治疗寒热错杂、湿热阻滞中焦、升降失司的这一系列证候，都会有很好的疗效。所以说，这些理法也是非常重要的。

还有，像《伤寒论》里边重视护胃气的思想。中医常说的一句话，叫"有胃气则生，无胃气则死"。在张仲景的《伤寒论》里边，传承了《内经》的这个思想，也非常强调护胃气。比如说，许多经方的配伍里边最常用的药，第一味药是什么呀？那就是炙甘草。除了炙甘草以外，实际上生姜、大枣这些药也是非常常用的。为什么常用生姜、大枣、炙甘草这些药？实际上都是体现了重视护胃气的思路。许多疾病在判断愈后的时候，是不是都要问他能不能吃饭？吃饭的时候到底是应该吃得很多，还是应该逐渐地加大饮食量？这些都体现了张仲景重视护胃气的思想。

另外，张仲景也特别重视存津液。比如说，《伤寒论》曾指出："阴阳自和者，必自愈。"还有"小便利者，其人可治"。诸如此类的内容都是在强调津液的重要性。

当然了，张仲景也非常重视阳气的重要性。津液很重要，阳气也非常重要。这些都是重视扶正的思路。这些思路，对我们治疗各种疾病，包括疑难病症、危重症，都是非常有指导意义的。

所以说，《伤寒论》理法对临床实际上有普遍的指导意义。我们学习《伤寒论》并不是仅仅为了治疗天行瘟疫也就是传染病，而是为了应对各种疾病。

　　所以，我们要掌握张仲景的理法。不过，用《伤寒论》的理法，不一定就用张仲景的方。用张仲景的方，也不一定就要用张仲景的"死方"。这个层次，就是学习《伤寒论》的第二个境界。

　　很多人都知道，我是传承国医大师吕仁和教授的学生。吕仁和教授是我的老师，吕仁和教授的老师是祝谌予先生，祝谌予先生的老师是著名的北京四大名医之一，施今墨先生。施今墨先生专注于研究伤寒、金匮。关于学经典，施老先生经常说的一句话就是："不但要有用，还要好用。"而学经典，不但要钻进去，还要能够走出来。在祝谌予先生的纪念会上，施今墨先生的儿子施小墨先生就曾经说过："咱们学习经典著作，不但要钻进去，还要能够走出来。"

　　施今墨先生也好，祝谌予先生也好，包括我们吕仁和教授也好，都是能够钻进去，而且能够走出来的典范。我们学习《伤寒论》，要学习张仲景的理法，但是也不要完全拘泥于张仲景的经方。说我就用经方，时方我就不用，这种态度是缺少一种包容的思想，对学好中医、学会用中医、传承经典、创新学术，是极端不利的。

　　第三个境界就是学习张仲景的治学方法。那张仲景的治学方法是什么呢？

　　实际上在《伤寒论》原序里边，原书已经写得非常清楚了。原序讲：

乃勤求古训，博采众方，撰用《素问》《九卷》《八十一难》《阴阳大论》《胎胪药录》，并《平脉辨证》，为《伤寒杂病论》合十六卷。

"勤求古训"要求我们要全面地继承传统医学的精粹，包括四大经典，包括温病学的著作和后世各家学说。"博采众方"则要求我们要充分地学习一切有利于人类健康的知识、技术、成果和方法，包括西医。同时，我们还要平脉辨证。许多人认为，平脉辨证也是一本书，就叫作《平脉辨证》。但此处的平脉辨证实际上就是临床实践。所以，我们不仅要学习经典，还要扎根临床实践。通过扎根临床实践，有助于我们发现真理，创新中医理论，从而促进中医理论的进步和中医学术的发展。这叫什么？叫"继承、学习、实践、创新"。我们也把它归纳为张仲景治学的"八字方针"。

实际上，曾有人专门研究了当代名老中医的成才之路。其中有一套丛书，叫《名老中医之路》。山东周凤梧教授主编的这套《名老中医之路》里边，不管是内科大夫，还是眼科大夫、骨科大夫，可以说这些名医大家都有着非常坚实的中医经典阅读基础，对《伤寒论》都有比较深刻的理解。所以，我们说继承、学习、实践、创新，是中医成才的一个重要途径，也是张仲景的一个重要的治学方法。掌握张仲景"继承、学习、实践、创新"的这个治学方法是非常重要的，这对一个中医人的成才是非常重要的一个要求。

当然，最高境界还是要学习张仲景悲天悯人、不图名利、唯求博济的高尚情怀。

传说，张仲景曾经是长沙太守，年轻时曾经跟老师同郡的张伯祖学习。他"识用精微过其师"，非常有头脑，学习非常有收获，比老师理解的还要深刻。而且，"举孝廉不行"，因为当时是汉朝，还没有科举制，于是，就通过别人推举来做孝廉，但张仲景不去。后来，又当过这个长沙太守，做长沙太守的时候，就一边来断案，一边在堂上为老百姓治病。

所以，为什么现在许多的中医堂馆，比如，国医堂、同仁堂、达仁堂这些与中医相关的地方，尤其是诊所，都以什么什么"堂"为名号，主要就来源于张仲景作为长沙太守坐堂看病这个典故。

当然了，张仲景是不是真的当过长沙太守，依然是一个历史疑案。但是不管他当没当过长沙太守，张仲景这个人悲天悯人的情怀，那是客观存在的，医德是非常高尚的。

在《伤寒论》原序里边，明确指出：

感往昔之沦丧，伤横夭之莫救，乃勤求古训，博采众方，撰用《素问》《九卷》《八十一难》《阴阳大论》《胎胪药录》，并《平脉辨证》，为《伤寒杂病论》合十六卷。

就是说，张仲景看到家族里边二百多人中就有三分之二的人死了，其中又有十分之七的人是因为得了这个外感病，也就是因为伤寒去世的，他就"感往昔之沦丧，伤横夭之莫救"，以"老吾老以及人之老，幼吾幼以及人之幼"这样的思维方式，开始致力研究伤寒这个病，最后著成《伤寒论》，成为万世之医宗，这也奠定了他在中医学术史上不可动摇的作为一个"医圣"的地位。

所以，这种悲天悯人，不图名利，唯求博济的高尚情怀，是我们学习《伤寒论》的一个最高境界，是大家应该崇尚的一种最高境界。

我常说，张仲景在那个时代未必就是最聪明的人，因为当时的知识分子中有四岁就能让梨的孔融，还有敢于击鼓骂曹的祢衡，善于揣摩心理的杨修，过目不忘的张松，等等，可以说个个都是社会精英。那时，许多人都投靠到豪强周围，"但竞逐荣势，企踵权豪，孜孜汲汲，惟名利是务"。结果怎样呢？咔嚓，咔嚓，呜呼哀哉！唯有献身于医学的张仲景，著成千古不朽的《伤寒杂病论》，两千年后，这本中医经典还在为中国人民甚至是全世界人民的健康服务！这是不是很伟大？如果各位有机会学习张仲景《伤寒论》，并用学到的知识与技术为人民服务，是不是也是一件非常令人高兴的好事？

D 第三讲
DISANJIANG

如何学习《伤寒论》？

强调读原文，一切以原文为依据。

应该把《伤寒论》放到其产生的时代里面去研究。

结合临床去研究，避免成为空头理论家。

适当参考历代医家所论，不为注家注疏所束缚。

《伤寒论》毕竟是东汉末年的一个医学著作，应该说用词也非常深奥，要想真正理解了，也还是存在一定的困难，所以我们也要谈一谈，应该怎么学习《伤寒论》，学习《伤寒论》的正确理念和方法究竟应该是什么样的。

我们说你研究古书，首先要读原文，读原文也就是读白文，就是看原版书，要看原书。现在许多人读《伤寒论》，都是念《伤寒论》的教材，或者某些人的《伤寒论》著作，但很少有教材和著作，是按照《伤寒论》原书一个条文一个条文讲的。而且，许多著作已经把《伤寒论》原书中的大量篇幅给砍了。但实际上，《伤寒论》里面的内容是非常多的。因为在《伤寒论》原书里边，除了三阴三阳篇章，就是太阳病篇、阳明病篇、少阳病篇、太阴病篇、少阴病篇、厥阴病篇，除了这些篇章以外，还有许多篇章，比方说，平脉法、辨脉法、伤寒例、痉湿暍，还有辨霍乱、差后劳复。另外，还有可下不可下、可汗不可汗诸如此类的内容，而现在《伤寒论》教材上讲的这些一般仅仅限于三阴三阳的篇章。而且，三阴三阳这个篇章里边，还是只把自己能够解释的条文摆出来了，把不能解释的条文就放在一边了。除此之外，很多注释者还把《伤寒论》的原文顺序完全打乱了。

例如，明朝有一个叫方有执的注家，就认为《伤寒论》这本书整个都错简了，所以提出应该错简重订，他想把《伤寒论》原书条文重新整理编排。但我们说这个其实是非常不对的。因为把《伤寒论》这些条文再重新打乱以后，那实际上就是注家自己的意思了，而看不出《伤寒论》原书的意思了。

所以，我们说要掌握《伤寒论》的理法和方药，首先就要读原文，并且，一切应该以原文作为依据。因为我们研究的是《伤寒论》，当然要看《伤寒论》原书。这是第一点。

第二，就是要把《伤寒论》放到其产生的时代里面去研究。因为历史是发展的，每一部书都有它产生的时代背景和学术背景。基于这个思维方式，那么，我们在研究《伤寒论》的时候，应该怎么把《伤寒论》放到时代里边来理解？

前面咱们已经讲过《伤寒论》产生的时代背景，那是东汉末年，战乱频仍。那个时候是"白骨露于野，千里无鸡鸣"，而"大兵之后，必有大疫"，传染病广泛流行，张仲景家里边的大部分人就是因为伤寒外感病致死的。所以那个时候，那个形势，说明那个伤寒不简单，它应该是一切外感病的总称，包括了各种传染病和感染性疾病。

而《伤寒论》产生的学术背景呢？张仲景的《伤寒论》原序曾明确指出："撰用《素问》《九卷》《八十一难》《胎胪药录》。"所以，我们研究《伤寒论》要参考《伤寒论》同时代的著作，像《黄帝内经》中的《素问》和《灵枢》，以及《难经》，还有就是《神农本草经》，因为《神农本草经》跟《汤液经》是密切联系的。

晋皇甫谧的《甲乙经》序指出："伊尹以元圣之才，撰用《神农本草》以为《汤液》……张仲景论广伊尹汤液为数十卷，用之多验。近代太医令王叔和撰次仲景，选论甚精，指事可施用。"这强调了张仲景与《神农本草经》《汤液经》的学术联系。虽说这个说法不能成为《伤寒论》与《内经》《难经》无关的理由，但至少说明了《神农本草经》和《汤液经》与《伤寒论》存在学术渊源。所以，咱们现在研究经方要认识这个桂枝汤，判断方中这个芍药到底是赤芍还是白芍，用李时珍的《本草纲目》里边有关芍药的论述来解释这个方义，那显然是不合适的。我们应该参考《神农本草经》中有关芍药的这些认识，才能得到一个符合张仲景那个时代思维方法的结论。

所以我们说，要把张仲景这个《伤寒论》放到其产生的时代里边去研究，应该参考与张仲景同时代的，也就是东汉末年时期的著作，尤其是把与张仲景有学术渊源的这些著作一起来研究，才能有深刻的理解。曾经有一个学者讨论《伤寒论》中的表里虚实寒热，以肠痈为里实热证，所以，应该用承气汤治疗。怎么能简单地认为，因为肠痈是里实热证，而承气汤用于里部"热、满、实"证，所以，凡是肠痈，都应该用承气汤来治疗？这种思维方式，实际上连本与《伤寒论》属于同一部书的《金匮要略》都忘了。看《金匮要略·辨脏腑先后病脉证并治》有关"治未病""见肝之病，知肝传脾"的论述，几乎就是《难经》原文摘抄，怎么能说张仲景学说与《内经》《难经》分别属于两个不同的理论体系呢？

第三，就是要结合临床去研究，要避免成为空头理论家。为什么？因为医书是非常强调实践的。中医学是一门经验性、实践性非常强的学科。研究中医，总的目的还是为了看病。古人讲："善言古者，必有验于今"，就是说对古代医著进行研究，那目的还是为了服务现代临床，旨在用学到的有用的知识为现代临床服务。所以我们一定要结合临床实践，研究古书，这样才能发现张仲景这个书里边到底说的是什么意思。如果脱离了临床实践，就很难发现里边的真知灼见。

师祖，也就是导师王永炎老师的老师，中医泰斗董建华院士曾经说过，如果不搞临床研究中医，最终都会走到中医的反面。这也是强调"纸上得来终觉浅，绝知此事要躬行"的道理。

举个例子，《伤寒论》里边有一个病名，叫大结胸病。那大结胸病患者有什么表现啊？《伤寒论》原书指出其临床表现是"心下痛，按之石硬"，就是心下疼痛，一按腹部就是腹诊。张仲景非常重视腹诊，"按之石硬"，一摸这个肚子，就像石头一样硬，更厉害的，大结胸病甚至是从心下至少腹皆硬满，痛不可触近，就是心下也痛，少腹也痛，整个肚子都特别痛，一摸肚子"痛不可触"，就有压痛，拒按，肌紧张，那现在结合了临床看就非常容易发现是什么病。

实际上，这就是现代医学所说的像胃穿孔、阑尾炎穿孔等所导致的所谓的局限性腹膜炎或者是弥漫性腹膜炎的表现。这在外科里是非常严重的一个病。一旦出现了发烧、脉象浮大、烦躁等表现，实际上就意味着已经出现了感染中毒性休克。所以，在《伤寒论》原书里边，就讲大结胸病，"脉浮大者死""烦躁者死"。就是为什么他出现脉浮大就死？出现烦躁就容易死呢？实际上，就是这个外科病局限性腹膜炎或弥漫性腹膜炎，如果出现了全身重度症状，比如发烧，就提示病情严重，或出现了神志方面的改变，比如烦躁不安，经常就是感染中毒性休克的一个早期表现。所以，大结胸病就是相当于感染中毒性休克了，那治疗起来当然就非常困难了。

仲景就说预后不良，就意味着是死证。这样把中医理论和临床实践结合起来理解，就非常明确地把大结胸病的科学实质理解了。

如果你仅仅从病名上理解大结胸病，又见"水与热互结于胸胁"，还认为是胸腔积液呢！胸腔积液，临床上认为是渗出性胸膜炎所致的胸腔积液，中医称为"悬饮"，对此，张仲景常用十枣汤治疗。但把大结胸病理解为胸腔积液，是非常错误的。所以，结合临床实际来理解这个条文，才能真正地深刻地领会《伤寒论》原书中大结胸病的意义。

第四，是适当参考注家所注，不为注家注疏所束缚。

当然，适当地参考历代医家所论，也是必要的。历代注释《伤寒论》者，八百余家，有时候号称千余家，这些医家的观点是不是也有参考价值呢？我们说，当然也有一定的参考价值。但是我们更强调的是，绝不能为注家的注疏所束缚。还是要看原书，要结合临床来理解，结合着时代背景来理解，不要被注家的这个注疏所束缚。

近代有一个名老中医叫岳美中，善用经方，临床经验丰富。其重外孙女董菲大夫是我指导的硕士研究生。岳美中先生在世时，曾引用过一首诗："华佗化鹤烬遗篇，仲景著书日月悬，桃子万家宗一脉，纷纷井底各言天。"诗的大意就是说张仲景写了这本书《伤寒杂病论》，就像日月悬于天空一样，照亮天地间万物，历代医家都把自己称为张仲景的传人，自认为自己是桃子传承人，传承的是医宗正脉，实际上，不过是"纷纷井底各言天"而已。这意在表明，许多注家，或所谓经方派人士，实际上并没有真正理解张仲景的《伤寒论》的真义。

所以，我们强调，可以适当参考历代医家的注释，但是，绝不能为历代医家的注疏所束缚，更不能迷信哪一位注家。即使是张志聪、黄元御、陈修圆等医学家，都不能迷信。这就是我们总结的学习《伤寒论》的正确理念和方法。包括读原文，包括把这放到他的时代背景里边，参考《内经》《难经》《神农本草经》来研究《伤寒论》，包括结合临床实践来理解《伤寒论》，适当地参考注家的这些认识等。

D 第四讲
DISIJIANG

"三阴三阳"实质问题，
古今医家有哪些说法？

经络说

脏腑说

六阶段说

六区地面说

六经形层说

六经气化说

八纲说

证候群说

系统说

综合说

　　学习《伤寒论》有一个非常重要的问题，也是不能避开的问题，那就是"三阴三阳"实质的问题。

　　"三阴三阳"，就是俗称的"六经"。大家都知道，有许多《伤寒论》注释书、许多《伤寒论》教材都是讲：张仲景创造了"六经辨证辨伤寒，脏腑经络辨证辨杂病"的方法。这几乎是中医界共识。但实际上，这个"六经"的概念本身就是一个伪概念。因为"六经"这个字眼在《伤寒论》里面就没有出现过。所谓"六经"完全是后人根据《伤寒论》原书自己想象出来的东西。但是，"六经"这个概念，特别容易让人想到六条经络，所以往往会误导我们对"三阴三阳"实质内涵的理解。而把"六经"理解成六条经络，是不符合《伤寒论》原意的。所以，我们觉得"六经"这个称谓不可取。

我们希望把"六经"恢复到《伤寒论》原书里边固有的内涵，也就是"三阴三阳"这个概念。在《伤寒论》原书里边反复提到的"太阳病、阳明病、少阳病、太阴病、厥阴病、少阴病"，实际上就是"三阴三阳"的概念。所以《伤寒论》原书便把这些篇章称为"三阴三阳"诸篇章。这些篇章，确实也是《伤寒论》里边最核心、最主体的内容。这就是咱们这本书强调"三阴三阳"，而不说"六经"的原因所在。

而如果要研究《伤寒论》，就避不开"三阴三阳"到底是什么这个问题，也就是一般人所说的"六经"到底是什么的问题。这可以说，是困扰了中医界几千年的一个问题，也是研究《伤寒论》不能避开的一个最基本的问题。

那么，"三阴三阳"的实质究竟是什么呢？古今医家说法很多，总结起来，可分为以下几个种类。

第一种，经络说。

经络说，把"六经"称为六条经络，认为三阴三阳就是六条经络。是哪六条经络？大家都知道，人体是有十二正经，有十二大经脉的。那为什么是六条经脉呢？所以就有了所谓"伤寒传足不传手"之说。太阳病，就是足太阳膀胱经络有病了；阳明病，那就是足阳明的经络有病了；少阳病，就是足少阳胆经经络有病了。这听起来好像还是很有道理的。但是，实际上这个是不符合临床的。为什么？因为在中医的诸多辨证方法里边，本身在《内经》里边就有经络辨证的内容。《灵枢·经脉篇》里边，就有手足十二经经络循行，经络有病，有什么"是动"出现什么病，"所生病"出现什么临床表现，这就奠定了中医经络辨证的基础。如果说"六经"就是这个经络的话，三阴三阳辨证方法就没有必要研究了。所以我们说，经络辨证和三阴三阳辨证是完全不同的两个概念。临床上有许多循经皮肤病，如旋耳疮多是足少阳胆经病变。如中医治疗头痛，分经用药，太阳经头痛用羌活，阳明经头痛用白芷，少阳经头痛用柴胡、黄芩、川芎，厥阴经头痛用吴茱萸等，这些都是经络辨证选方用药的临床思维，与三阴三阳辨证方法不是一回事。

第二种，脏腑说。

脏腑说认为，三阴三阳即"六经"就是其相对应的脏腑。实际上，这种认识也是非常错误的。比方说，太阳，被认为与膀胱有关系，足太阳膀胱经，络的脏腑也是膀胱，所以，太阳病可分为太阳经证、太阳腑证。阳明呢？被认为与胃有关系，所以，阳明病分为阳明经证、阳明腑证。这些混同于脏腑辨证的认识，其实也是不对的。为什么呢？从太阳病的临床表现看，实际上，经常表现为发热、恶寒、全身疼痛、咳嗽、流鼻涕，这些都是表证，按脏腑辨证的思路，应该是与哪一脏腑关系最为密切？当然是与肺关系最为密切。所以，这个时候不能说是与膀胱有关系，应该说是与肺关系最为密切。比方说，太阴病的临床表现是什么？其相对应的脏腑，按说手太阴应该是肺经，足太阴是脾经，但是实际上，太阴病人的临床表现是"太阴之为病，腹满而吐，食不下，自利益甚，时腹自痛"。这些症状，那都主要是脾胃的症状，脾胃失于健运，然后升降失司的这种表现。这个与肺又有什么关系呢？显然三阴三阳不是与它相对应的那些脏腑。所以，脏腑说也是靠不住的。

第三种，六阶段说。

六阶段说认为，三阴三阳是六个阶段，外感病会按照六经六个阶段不断传变。这个认识就更错误了。为什么？因为从来没人发现过六经传变的伤寒。

比方说，温病，讲卫气营血，卫分证变气分证，气分证变营分证，营分证变血分证，所谓"卫之后，方言气，营之后，方言血"，临床上确实有这样的病，许多感染性疾病与传染病都可以这么发展。而三阴三阳传变的伤寒外感病，六经传变的伤寒外感病，谁都没见过。太阳病之后，是变少阳还是变阳明？从《伤寒论》这个原书的次序上面，先是太阳病篇，然后依次是阳明病篇、少阳病篇、太阴病篇、少阴病篇、厥阴病篇，那这六阶段怎么分？有人说太阳主表，阳明主里，少阳主半表半里，难道说太阳表证，到了阳明里证，然后又回到少阳半表半里证了，这可能吗？显然是按道理也讲不通了。实际上在《内经》《素问·热论》里边也是说：伤寒一日，巨阳受之，就是太阳受之，二日，则阳明受之，三日，则少阳受之。也就是说，阳明在少阳之前。这个实在没法解释。

况且，在《伤寒论》原书里边，阳明病篇还有这么一句话："阳明居中，主土也，万物所归，无所复传。"这句话的意思就是说阴阳居于中焦，按五行属性，归类属土而阳阴胃是五脏六腑之大会，其性能就如五行的土一样，是万物的归宿，但在病理情况下，那气到了阳明胃的时候就不再往别的地方传变了。所以说阳明再变太阴，那就更不合适了。因为有一句话叫："热病变寒，万中无一。"这句话的意思就是，昨天还是大便不通，大便干燥，发高烧，第二天就变成拉肚子，下利清谷不止，畏寒肢冷，这种可能性也是比较小的。所以说，热病变寒，万中无一。除非经过误治。可见，这个六阶段说，实际上是不存在的。因为没人见过六经传变的伤寒。

当然，咱们并不是说三阴三阳病变之间不能互相转化。在《伤寒论》原书中，既有太阳病发展为少阳，也有太阳病发展为阳明，更有太阳病误下，转属太阴等。在《伤寒论》原书中，习惯把这种情况称为"转属""转系"等，与六经传变不是一个概念。

第四种，六区地面说。

六区地面说怎么理解？这个六区地面说认为，太阳是主背部，阳明是主腹部，少阳是主胸胁部。这么理解也是为了解释一些症状，比方说，头项强痛，那不就是太阳吗？腹胀腹痛，腹大满不通那不就是阳明吗？胸胁苦满不就是少阳吗？所以叫六区地面说。这个说法可以解释三阴三阳六系统病变的一些临床表现，但是，它也不能解释整个三阴三阳的内涵。

第五种，六经形层说。

六经形层说认为，太阳在表，阳明主里，少阳主半表半里，然后太阴、少阴、厥阴，都属于里。六经就叫六个形层。实际上这个认识，也是非常错误的。虽然说好多人都比较推崇这个说法，但实际上，这也是不对的。为什么？

首先，六经皆有表证，就是三阴三阳六系统病变都有表证。太阳病有麻黄汤、桂枝汤，有大青龙汤、小青龙汤。实际上，少阳病也有少阳中风等，需要用汗法解表者。即使服用小柴胡汤，服药反应也经常是濈然汗出而解。而阳明系统病变呢？里边也有阳明中风、阳明中寒，也有麻黄汤证，也有桂枝汤证。而太阴病里边，更明确的说法就是："太阴病，脉浮者，当发汗，宜桂枝汤。"明确地说，太阴病也有表现为脉浮的，太阴病也有用发汗的方法来治疗的，这就说明太阴病，也有表证。而少阴病，里边也有表证。所谓"少阴病，二三日，反发热脉沉者"，应该用麻黄附子细辛汤主之，"不差者"，麻黄附子甘草汤主之。这个条文明确地说，这些都是少阴病。实际上少阴病病症，阳虚外感，所以应该用麻黄附子细辛汤、麻黄附子甘草汤扶阳解表。那不就说明少阴病也有表证吗？有人把麻黄附子细辛汤证、麻黄附子甘草汤证说成太少两感，也就是太阳少阴两感，完全是错了。如果是两感，按照《素问·热论》的说法，最终就"不免于死"了。而阳虚外感，如果用方得宜，也常可"一剂知，二剂已"。

所以，从《伤寒论》原书上来看，确实是六经皆有表证。既然六经皆有表证，怎么还能说太阳主表，阳明主里？阳明病里边也有麻黄汤证、桂枝汤证呀！实际上，阳明病中还有更典型的小柴胡汤证呢！"阳明病，发潮热，大便溏，小便自可，胸胁满不去者，与小柴胡汤"这句话就明确指出阳明病也可以用小柴胡汤治疗。有许多人认为，太阳病主表，主方是麻黄汤、桂枝汤；阳明病主里，主方是白虎汤、承气汤；少阳病主半表半里，主方是小柴胡汤。实际上，这些都是错误的认识。在《伤寒论》原书里边，从来没说过小柴胡汤是治疗半表半里的，更没说过少阳病是半表半里了。在《伤寒论》里边，小柴胡汤证是怎么论述的呢？"血弱气尽，腠理开，邪气因入，与邪气结于胁下"，所以，正邪相争，往来寒热。还有一句话是描述小柴胡汤治疗阳微结的，但也不是半表半里。是什么？"此半在里半在外也。"什么叫半在里半在外？就是既有表证，又有里证，表里同病的意思。正因为既有表证，又有里证，所以小柴胡汤的组成里边有柴胡。柴胡能干什么？辛宣透表，柴胡能透表，能解决表证。那黄芩呢？能够清解郁热，能治里。所以柴胡、黄芩这个配伍就已经告诉我们，小柴胡汤本身是表里同治的意思。

大家都知道，中医特别强调调和治法。"汗、吐、下、和、温、清、消、补"，这个是中医治病的八法。也就是发汗的方法、涌吐的方法、泻下的方法、和解的方法、温里的方法、清热的方法、消导的方法、补益的方法，其中这个"和"法是非常重要的。

什么叫"和"法？清代戴天章的《广瘟疫论》解释得最为中肯：

> 寒热并用之为和，
>
> 补泻合剂之为和，
>
> 表里双解之为和，
>
> 平其亢厉之为和。

那小柴胡汤呢？请看柴胡配黄芩，是"表里同治之为和"吧？然后，又有黄芩，又有生姜，那这叫什么？这叫"寒热并用之为和"。既有柴胡、黄芩这些散邪的，又有人参、甘草这些扶正的，所以它又是"补泻合剂之为和"。所以小柴胡汤是最典型的和解之法，调和之法。所以，《伤寒论》中的这个小柴胡汤是临床运用非常广的，是对治疗许多现代难治病具有非常好的疗效的一个经典名方，充分体现了和解的这个思想。就是表里同病，"表里同治之为和，寒热并用之为和，补泻合剂之为和，平其亢厉之为和"，实际上，《伤寒论》的适应证，强调的是半在里半在外也。但这并不是说，在表证和里证之间，还有一个半表半里这个层次。所以六经形层说，实际上也是站不住脚的。

第六种，六经气化说。

六经气化说，那就更神秘了。这是明清以后出来的一种浮夸风，特别喜欢用运气之类的，妄言气化来解释《伤寒论》条文。因为许多《伤寒论》条文确实是不太好解释，但气化说可以解释。比如说，在太阳病篇里边，就有"病发热头痛，脉反沉，若不差，身体疼痛，当救其里，宜四逆汤"这样的说法，就不好解释。太阳病篇怎么出现了四逆汤呀？那怎么解释？气化就解释说："太阳为寒水之脏，中见少阴。"因为太阳是寒水之脏，所以，咱就一般都是用麻黄汤、桂枝汤。现在是中见少阴，所以就可以用四逆汤来治疗。可见，为了解释《伤寒论》条文，六经气化学说派讲得特别花哨，硬是把一部特别朴实、在临床上特别实用的《伤寒论》变成了神乎其神、玄乎又玄的玄学著作。所以，我对这个六经气化说持否定态度。

著名的革命家、国学大师章太炎先生就明确提出过《伤寒论》是一部临床实用之书，却无奈被这个玄学派，炒作成了一个玄学之术，让许多中医爱好者把大量的工夫都用在了这个气化说上而不能自拔，十分可惜！当代仍然有一些人，喜欢故弄玄虚，卖弄学问，往往很容易就把青年学者引向歧途。青年人虽然下了好多功夫，也得不出来什么有意义的结论，学不到有意义的知识。

所以，我奉劝青年学者，尤其是中医爱好者，刚学中医的时候，千万不要被这些六经气化之类的东西所迷惑。中医实际上是很简单的。"得其要者，一言而终。"中医的理论内涵很朴实，并没有那么复杂。如果把中医学搞成玄学的东西，那实际上就不是真正的中医。

大家一定听说过，所谓"太阳为开，少阳为枢，阳明为合"，几乎已经是中医界共识。其实，这种说法源于唐代王冰所注的《黄帝内经素问》，历代医家对此深信不疑。二十世纪八十年代，中日邦交正常化，将隋代杨上善的《黄帝内经太素》从日本请回来，两相校勘，《太素》原文是："太阳为关（繁体字为關），少阳为枢，阳明为合（通用为阖）。"

所谓關、枢、阖——所谓"關""枢""阖"，原来王冰注把"關"误写成"開"了。所谓關、枢、阖，实际上是指门的三个部件，门關就是门插子，门枢就是门杵，也就是门轴，门阖就是门板，这在百度上都可以搜到，并不像历代注家与运气学者讲得那么神秘！

第七种，八纲说。

近代以来，有学者提出了八纲说，就是认为这个六经，三阴三阳辨证，实际上就是八纲：表证、里证、虚证、实证、寒证、热证。表、里、虚、实、寒、热，需要用阴阳两纲来统摄，所以这叫六经八纲说。

辨八纲这个思想，就是辨表里、寒热、虚实的这个思想，在张仲景的《伤寒论》里边确实有这样的思想。但八纲辨证的提出，是明清直到近代才有的。清代程钟龄就对这个八纲有所发挥。近代扶阳派的领袖人物祝附子，也就是祝味菊先生，在《伤寒质难》里边，对这个八纲更有明确的描述。现在来说，四诊八纲是中医学最显著的特色。实际上，这个八纲学说是中医多种辨证方法的总纲。只是在《伤寒论》里边的"表"也好，"里"也好，"内"也好，"外"也好，与现在我们中医八纲里边的虚实、寒热、表里，是完全不同的概念。

比如说，《伤寒论》所谓"阳明之为病，胃家实是也"，好多《伤寒论》注释书就认为这个"实"就是虚实的"实"。这个所谓"精气夺则虚，邪气盛则实"，所以又引出来什么经证、腑证，经证用白虎汤，腑证用承气汤等这些错误认识，就是因为理解错了这个"实"是什么意思。

其实，这个"实"是"壅实"的意思。"胃家实"就是胃肠壅实、通降不行的意思。在正常的生理情况下，胃肠本身具有蠕动的功能，还有排泄的功能。《内经》上讲"胃实则肠虚，肠实则胃虚，更虚更实"，即胃肠有"更虚更实"的功能。而当发生"胃家实"的时候，阳明系统有了病变以后，就会出现胃肠壅实不通，这种胃肠"更虚更实"的功能不行了，结果胃肠排空的功能不行了，这个时候就会出现大便不通。所以，阳明病里边有"正阳阳明者，胃家实是也""太阳阳明者，脾约是也"。"胃家实"是大便不通，"脾约"也是大便干、小便数的临床表现。还有少阳阳明，"发汗利小便已，胃中躁烦实，大便难是也"，也是表现为大便难。所以，这个阳明病也是一个"胃家实"的表现，就是大便不通。所以，这个"实"，并不是虚实的"实"。

还有，栀子豉汤证，经常表现为胸膈郁热，所以就症见心中烦恼，"反复颠倒，心中懊憹"的那种表现。在《伤寒论》原书里边明确说："按之自濡，为虚烦也。"也就是说手按腹部的话，是濡软的，这个就叫"虚烦"。那栀子豉汤证，并不是虚证，但是为什么把它称为"虚烦"呢？是因为按着不硬。在《伤寒论》原书里面经常有如果按着不硬就说是"虚"。所以《伤寒论》里边"虚实"的概念，与八纲辨证的"虚实"概念，经常是不一样的。

《伤寒论》里面"表里"的概念与现在八纲辨证的"表里"也不完全一样。我们谈到白虎汤证的时候，《伤寒论》原书是"伤寒，脉浮滑，表有热，里有寒"，我们认为表与里，繁体字作錶与裏，颠倒过来了。应当为"里有热，表有寒"，意思是内热炽盛，体表表现为背恶寒、时时恶风或手足厥冷等。与表寒里热的麻杏石甘汤证、防风通圣散证，不是一回事。

有人说，太阳病是表证，那表证又分为表寒证、表热证，那表寒证里边，又分为表实寒证、表虚寒证。表实寒证，用麻黄汤，表虚寒证，用桂枝汤。如果要这么理解的话，谈不谈太阳病，还有意义吗？实际上，阳明也一样的。说阳明病是里证、实证、热证，所以里证、实证、热证，就可以用白虎汤、承气汤。这种认识之下，谈不谈阳明病，还有意义吗？而阳明病篇里边的麻黄汤、桂枝汤证，又怎么来解释？如果说太阴病，就是里证、虚证、寒证，那桂枝汤治疗了那个"太阴病，脉浮者，当发汗"，又是什么证呢？桂枝汤适应证自然不应该是里虚寒证了。里虚寒证，为什么会脉浮，为什么说"当发汗"？

所以，把六经即三阴三阳等同于八纲，这种说法虽然比较好理解，而且在临床上也比较实用，容易让初学者接受，但实际上，并不是《伤寒论》的原意。如果要是三阴三阳辨证就是八纲辨证的话，那么，三阴三阳辨证的存在价值，也就没有那么重要了。所以，我们讲，八纲不等于三阴三阳。

第八种，证候群说。

证候群说，比八纲说更简洁明快。可以说是一种更符合临床实际的、更简单的认识，是上海的陆渊雷先生提出的。他认为三阴三阳六病就是六组证候群。如果临床出现头项强痛，恶寒发热，脉浮，那就是太阳病。如果临床出现口苦，咽干，目眩了，那就是少阳病。如果出现腹满而吐，自利益甚，时腹自痛，那就是太阴病。所以，六经就是六组证候群。临床上，根据证候群，确定六经病，进一步就可以辨证选方。比如，出现太阳病症候群，就是太阳病，进一步再分，如果出现恶寒发热、身疼、脉浮紧的，那就可用麻黄汤，如果出现了恶风发热、汗出、脉浮缓的，那就可用桂枝汤，可以说非常简洁。

陆渊雷先生认为，六经病就是六组证候群。这样理解也就不需要考虑六经到底是什么了。三阴三阳到底是什么？也不需要思考了。这种在分辨六经症候群基础上，辨证选方的临床思维，较之八纲辨证思维更简单，也符合临床实际，也有实用价值。但是，这绝不是《伤寒论》三阴三阳的原意。

为什么这么说？我们说，既然会出现证候群，一定有形成这个证候的病机在里边，一定是人体的结构和功能哪个地方发生病变了，才会表现为相应的证候群。只强调证候群，虽然有临床实用的一面，但是远离了《伤寒论》三阴三阳的理论内涵。所以，我们觉得这个观点也未必可取。

山西的名老中医刘绍武先生主张"三部六病"，实际上也是在分表证、半表半里证、里证三部的基础上，再根据证候群分辨太阳病、少阳病、阳明病以及太阴病、少阴病、厥阴病这六病。实际上，六病也有六组证候群的内涵。

第九种，系统说。

随着改革开放，国门大开，系统论、控制论、信息学说，都对中医的研究产生过很大影响。所以，当时就有人提出三阴三阳实际上是六个系统。这六个系统又是由什么组成的呢？

系统说认为，六经即六个系统之间，是互相联系的，而在人体内是可以自洽的。这种认识，实际上为我们现在理解到底三阴三阳的实质是什么提供了启发，也为我们提出三阴三阳系统论奠定了基础。

至于说，三阴三阳六个系统具体是什么？实际上，各家认识也不完全一样。后边我们还会专门介绍三阴三阳六系统学说。

第十种，综合说。

《伤寒论》教材，有鉴于其传承性，为避免争议，最常采用的就是综合说。

什么叫综合说？

综合说认为，六经即三阴三阳，是脏腑经络及其气化功能变化所致的，是外感病不同阶段正邪交争表里虚实所呈现的一系列不同临床表现。

这种解释，因为综合了经络说、脏腑说、气化说、阶段说、证候群说，所以，就叫综合说。但我们认为，综合说实际上就是折中主义的产物。综合说就等于没说，综合各家所说就等于什么都没有说。

事实上，许多注家，许多《伤寒论》教材，都不敢正面回答三阴三阳到底是什么。比方说，好多《伤寒论》注释书就说，六经是什么？六经就是太阳、阳明、少阳、太阴、少阴、厥阴。这不等于没说吗？就好像问"什么是人"，回答说"人就是男人和女人"。这肯定是不对的，是不是？人应该是具有情感和社会性的一种灵长类的动物，本身有社会性、创造性等诸如此类的才算个概念。因为每个概念都是需要有内涵和外延的。而不是说什么叫六经？什么叫三阴三阳？三阴三阳就是太阳、阳明、少阳、太阴、少阴、厥阴。

只说外延不说内涵，这个显然是不合适的。或说：三阴三阳辨证，既是辨证的准则，又是论治的基础。这个不是一个真正三阴三阳辨证的概念，不是一个科学严谨的概念。

所以，我们说，许多教材和许多医学著作，《伤寒论》注释书里边，都没有正面回答过三阴三阳的实质究竟是什么。

而对三阴三阳实质认识不到位，对三阴三阳辨证认识不到位，这就造成了三阴三阳辨证方法在临床当中的实际应用价值大打折扣。

以至于30年前，有个三级甲等医院院长就说，中医发展到现在，谁还用经方来治病呢？谁还用《伤寒论》的六经辨证来辨证呢？

这说明什么问题？

说明许多中医专家对六经辨证的实用性、临床应用价值，发生动摇了。这是非常可悲的一件事。所以，我们接下来就是要重点讨论：

《伤寒论》的三阴三阳实质究竟是什么？

《伤寒论》的三阴三阳辨证方法到底和其他辨证方法有什么不一样？

《伤寒论》的三阴三阳辨证方法对现代临床有什么普遍的指导价值？

这就是我们这本书讨论三阴三阳统百病的意义所在。

D 第五讲
IWUJIANG

什么是中医学？

中医学是中华民族先人创造的，基于"天人相应"整体观，应用"司外揣内"的基本思维方法，采用天然药物或自然手段，对人体疾病进行个体化防治的一门知识体系。既有科学的内涵，又有文化的特质；既是中华优秀传统文化的重要组成部分，又是中华文化的重要载体，所以，被誉为"打开中华文明宝库的钥匙"。

什么是中医学？

中医学是我们中华民族先人创造的，基于"天人相应"的整体观，应用"司外揣内"的基本思维方法，采用天然药物和自然手段，对人体疾病进行个体化防治的一门知识体系。

这段话就是说，中医学首先是咱们中华民族先人创造的。其基本观点是整体观。就是中医学采用联系的观点，强调四时五方不同气候地域因素对人体的影响，强调天人相应。其基本思维方式叫"司外揣内""审症求因"，就是强调根据外在的表现，来推测内在的脏腑经络的病变，这个又叫"黑箱"的方法。病因难知，"因发知受"，强调根据感受外邪得病后表现出来的症状、舌脉等，推求病因。

大家都知道，咱们中国人挑西瓜，怎么挑呀？看看西瓜的皮色怎么样，或者是挤挤西瓜，看看反应，或者是拍拍西瓜，听听声音。咱们通过看看这个西瓜的皮色，手拍拍，听听声音就能感知这个西瓜到底成熟了没成熟、甜不甜。

若要是按西医的这种思维方式，应该怎么着？

那就应该下一个探针，取一段西瓜瓤。取出来西瓜瓤以后，通过化学方法，分析分析瓜瓤里边还有多少糖分多少水分，然后就根据相关标准判断西瓜到底是否成熟。

所以，我们中国人都有这种"司外揣内"的"黑箱"思维方式。中医就是用挑西瓜这样的基本的思维方式。这种思维方式，虽然有经验性，比较宏观，但对西瓜本身破坏性小，简便实用。

而中医治病，主要是采用了天然药物和自然的手段。天然药物当然最常见的就是草药，就是植物药，所以叫"本草"。"本草"提示中药是以植物药为主，但是实际上也有矿物药，还有动物药。植物药也好，矿物药也好，动物药也好，都是天然药物。自然的手段，比方针灸、按摩、推拿、拔罐这些东西，都是自然的手段。所以说中医治病用的是天然的药物和自然的手段。

中医学面对人体的各种疾病，不断强调治疗，还强调防治。怎么个防治思路呢？是"个体化"的防治的思路。这就是说中医特别强调，"因时制宜，因地制宜，因人制宜"，叫"三因制宜"。"因人制宜"就是不同的人同样得了感冒，谁跟谁的治疗方法不一样，这叫什么？这叫"个体化"治疗。"因时制宜""因地制宜"，就是说有不同的时间，不同的地点，即使同一种病，治疗方法也不一样。"一方水土养一方人"，就是这个思路。体现的是"天人相应"的整体观。实际上，这也是说，四时五方对人类身体生理病理是有影响的。总的来说，中医学既强调整体观，更强调个体化治疗。

所以说，中医学是一门知识体系，是中华民族先人发明创造的；是基于"天人相应"整体观的；采用的是"司外揣内"的基本思维方式，也就是"黑箱"的这种思维方式；运用的是天然药物和自然手段；对人体的各种疾病，进行的是一种"个体化"防治的方法。

中医治病有效，起效就一定会有内在的作用机制。这一机制既有科学的内涵，能治疗疾病，又有文化的特质，具有浓厚的东方文化的色彩。

既是中华优秀传统文化的一个重要组成部分，同时又是中华优秀中医文化的一个重要载体。

所以，被习近平总书记称为"打开中华文明宝库的钥匙"。

应该说，中医学在中国传统文化传承当中，具有特殊重要的地位。

那么，中医学是怎么形成的呢？当然是咱们中华民族先人创造的。怎么创造的？中医学的形成，实际上也有解剖学的基础。比方说，在《黄帝内经》里边，就记载了这个肾在什么地方，肺在什么位置，心脏长什么形状，肠子到底有多长，人有多少块骨头，等诸如此类的内容。当然，古代的解剖不可能达到现代解剖学的水平。

实际上，中医学的形成，更多的是来源于临床的实际观察和个人养生的体验。更多的是通过医生看病，或通过个人养生的体验，理解人体的生理功能。比方说，我们发现这个人眼红了，结果喝菊花茶以后，眼红就消失了，通过这个就可发现菊花本身有明目的作用。这就是一种临床经验的总结。

再比如，有人腿痛、胃痛，抵住足三里这个穴位以后，胃痛就消失了。于是，人们就发现足三里这个穴位可以治胃痛。然后结合经络学说，原来足三里这个经络是足阳明胃经，与胃是连着的。所以扎足三里这个穴位，胃痛就能消失。因此，中医多是来源于临床实践，来源于临床经验。

同时，中医理论也有的是来源于个人养生的体会。比方经络。经络很复杂，现在科技这么发达，也没有解释清经络到底是什么。经络的发现，就很可能是个人修炼、养生的一种体验。比方说，打通小周天，督脉，任脉，这些很可能是通过个人养生锻炼当中的体悟所得。

所以，我们说，中医更多的是来源于临床实际的观察和个人养生的体验。

当然，为什么说中医学具有文化的特质？是因为中医学理论体系的形成受到了中国传统哲学的巨大影响。比方说，阴阳学说，比方说，太极理论，比方说，精气说、元气说，比方说五行学说。其中，对中医学理论体系形成影响最大的当是阴阳五行学说。阴阳五行学说对中医这个理论体系的构建，可以说起到了一个奠基的作用。所以说，中医学具有文化的特质。

D 第六讲
DILIUJIANG

究竟什么是"三阴三阳"?

——三阴三阳系统论

三阴三阳是古人基于《道德经》"道生一，一生二，二生三，三生万物"的哲学思想，对人体生理功能所进行的另一层次的划分。

什么是三阴三阳系统论？我们说三阴三阳其实是人体六大生理系统。三阴三阳六系统理论，实际就是古人基于《道德经》所创设的一套中医理论体系。

《道德经》是中国传统的哲学著作，为老子即老聃所作。《道德经》里边有"道生一，一生二，二生三，三生万物"的说法。三阴三阳就是中国的古人基于《道德经》"道生一，一生二，二生三，三生万物"的哲学思想，把人体的生理功能分为三阴三阳这六个系统。

人体的经络不是包括太阳经、阳明经、少阳经、太阴经、少阴经、厥阴经吗？这些经脉再手和脚分开，不就是手足十二经吗？这就是经络学说的基础。经络学说，实际上也受到了阴阳三分、三阴三阳学说的影响。

咱们这里要讲的张仲景的《伤寒论》的三阴三阳六个系统，实际上，也是受到"道生一，一生二，二生三，三生万物"的哲学思想影响，形成的对人体生理功能所进行的另一个层次的划分。

在《黄帝内经》当中，受五行学说影响，把人体生理功能划分为五大功能区，分成五大块：木、火、土、金、水，对应的是肝、心、脾、肺、肾。所以，人体是以五脏功能为主体的，有肝、心、脾、肺、肾。然后五脏相应的五体有筋、脉、肉、皮、骨，五官有眼、鼻、舌、唇、耳。

这种对应就是藏象学说，也称脏腑学说。藏象学说是以五脏为中心的，近代被认为是中医理论体系的核心内容。为什么以五脏为中心？那就是因为这个理论的哲学基础是木、火、土、金、水，也就是五行。这是五行学说对中医学理论体系的影响。

而三阴三阳学说则是以阴阳学说作为哲学基础的。因为老子的《道德经》明确指出："道生一，一生二，二生三，三生万物。"

这里，有一个非常真实的情况来告诉大家。大家都知道，我们现在讲经络不是讲十二经脉吗？但是在长沙马王堆那个汉墓里边发掘出来的那个帛书，记载的经络竟然是十一条！其实，发现了十一条经脉以后，我们再发现第十二条经脉，容易不容易呀？实际上是很容易的。为什么很容易？因为咱们这个三阴三阳的哲学思想，三阴三阳已经有基本指引了。我们已经有太阴在前，少阴在后，那中间自然就是厥阴所循行的位置了。这种情况下，基于这个三阴三阳理论，如果再把这个穴位连起来，第十二条经脉自然也就搞明白了。经络学说虽然说是客观存在，但其理论体系的形成，也是受到了三阴三阳哲学理论的影响。

而《伤寒论》的三阴三阳，也是以"道生一，一生二，二生三，三生万物"作为哲学思想的指导，古人把人体的生理功能就分成了六大块，就是太阳系统、阳明系统、少阳系统、太阴系统、少阴系统、厥阴系统。基于五行学说，古人把人分成肝、心、脾、肺、肾五脏五个系统。基于三阴三阳学说，古人把人体分成三阴三阳六个系统。

实际上，现代医学也是一样。西医这个生理系统里边，也有八大系统、十大系统不同的分法。什么呼吸系统、循环系统、消化系统、内分泌代谢系统，也有把内分泌与代谢再分开，血液系统再加上淋巴系统。人体生理系统的划分，也有不同的分法。不同的分法，着眼点不同。

而中医《伤寒论》的三阴三阳，就是以中国传统哲学的阴阳学说为基础，把人体分为三阴三阳六个系统。

这六个生理系统都有什么功能？

太阳系统

太阳系统是人体在表抵御外邪，调和营卫，保持正常出汗功能的概括。

大家都知道，到了夏天的时候，天热了就爱出汗，到了冬天，天冷了就不出汗。为啥天冷了不出汗？是要保存体温。而夏天因为天太热，通过出汗蒸发，降低体温，让人不至于热死。是不是？这个功能谁来管，就是由太阳系统来管。

比方说，天气突然变化，变冷了，有些人就可能感冒。但并不是说所有人都得感冒。如果太阳系统功能好，那受了寒也不会得感冒。若是太阳系统本身就不好，就特别容易感受风寒之邪，那受了风寒以后就会得感冒。所以，我们说太阳系统就是管理人体在表的，抵御这些风寒等外邪的，具有调和营卫的功能系统。营卫调和，保持正常出汗，就能保持正常体温，所以这个功能，是太阳系统在管着。

若是要结合着藏象学说，结合着脏腑的功能来理解，那心、肝、脾、肺、肾里头，谁管着体表？

我们中医说："肺主气，外合皮毛"，所以说，这个太阳系统实际上与脏腑里边的肺关系比较密切。因为肺外合皮毛，所以说，中医讲肺是在人体的上焦。肺是主气，肺主呼吸，外合皮毛。如果外感风寒之邪，首先就容易犯肺，是这样理解。而且，太阳系统与督脉和足太阳膀胱经络，也有一定的关系。为什么与督脉有关系？因为督脉有主持诸阳的功能，而足太阳膀胱经络，其脉连于风府，与督脉是相连的。

所以，《内经》上讲，《素问·热论》论巨阳，也就是太阳经，就说过"其脉连于风府，故为诸阳主气也"。也就是说，足太阳膀胱经络因为与主持诸阳的督脉相连，所以与体表的阳气有密切联系。所以我们说，这个太阳系统，与小肠没什么联系。太阳系统与足太阳膀胱腑也没有直接的联系。而是与肺联系最为密切，与督脉和足太阳膀胱经络，有一定的联系。在正常生理情况下，太阳系统就能让人抵御风寒之类的外邪，能让人体表营卫调和，能让人保持正常的出汗，既不多出汗，也不少出汗，所以体温也维持得正常，这是太阳系统的生理功能。

那在病理情况下呢？太阳系统如果有了病以后，人体抵御外邪的能力就发生了改变。抵御外邪能力改变以后，正邪交争于表的话，就会出现营卫失和。营卫失和以后，出汗就不正常了，当然就会出现发烧怕冷这些表现。

所以我们说，太阳系统的病变，就会出现外邪犯表，营卫失和，汗出异常。临床可表现为发热、恶寒、全身疼痛、咳嗽这些症状，还有流塞鼻涕等。所以，《伤寒论》原文上说："太阳之为病，脉浮，头项强痛而恶寒。"

为什么脉浮？脉浮是表证的意思。头项强痛呢？就出现全身的经络不通，督脉以及足太阳膀胱经络都受累。外邪在表，营卫失和，所以出现恶寒、发烧、汗出异常这些症状。这就是太阳系统病变的症状。

阳明系统

阳明系统的功能主要是胃肠通降，维持正常排便功能的概括。就是在生理情况下，中医经常说，六腑"以通为用"，胃肠主通降，《黄帝内经》上讲："胃实则肠虚，肠实则胃虚，更虚更实"，这表明胃肠有排空和蠕动的功能。如果胃肠的通降功能失调了，就不能传导化物了，那么，正常排便的功能就会失常。所以，正常人的新陈代谢，每天正常的排便，胃肠能够"更虚更实"。胃正常地蠕动，正常地排空，这都是阳明系统的功能。

如果结合着脏腑来理解，阳明系统主要是与胃肠相关。

在病理情况下，如果阳明系统有病以后，会怎样呢？阳明系统病变，胃肠通降不行，就会累及胃肠"更虚更实"这种代谢的功能，排空、蠕动的功能就会异常。胃肠排空功能异常以后，就会出现大便不通。好多老年人都有习惯性便秘，大便不通，好几天不解手，肚子胀了什么的这些症状，实际上就是阳明系统有病了。我们说"阳明之为病，胃家实是也"，这是《伤寒论》原书上讲的。

"阳明之为病"，就是说阳明系统有病了以后，就会表现为"胃家实"。这个"胃家实"的"实"，就是壅实的意思，就是不通的意思，就是胃肠不能"更虚更实"的意思。这个"实"不是那种虚实表里寒热八纲里边那个"实"。所以，我们讲它这个"胃家实"，是大便不通的意思。

在《伤寒论》原书里边，阳明病篇开宗明义，指出："问曰：

有正阳阳明，有太阳阳明，有少阳阳明，何谓也？答曰：太阳阳明者，脾约是也；正阳阳明者，胃家实是也；少阳阳明者，发汗利小便已，胃中燥烦实，大便难是也。"

上段话的意思就是说，《伤寒论》原书明确指出：阳明病分三种情况。第一种情况，太阳阳明者，就是"脾约"，表现为大便干，小便数；而第二种情况，正阳阳明，胃家实是也，就是最典型的"胃家实"；第三种情况，少阳阳明，是经过误治，发汗利小便，而导致的"胃中燥烦实，大便难"，认为少阳阳明是经过误治以后出现了大便难这个症状。这就说明所有的阳明病，实际上，临床表现主要都是"胃家实"，也就是大便不通的意思。

少阳系统

少阳系统是人体调节情志、疏泄气机和保持阳气调达功能的概括。咱们遇到不顺心的事，一般能够自我排解。这个自我排解的能力是靠谁？就靠少阳系统的功能。不管遇到什么悲伤的事，什么不顺心的事，人总还是能够排解的，这个排解的功能就是少阳系统管着的。

如果结合着脏腑来理解，中医学认为，肝是主情志的，肝是主疏利气机，肝胆是互为表里的，共主疏泄。保持心情舒畅，排解不良情绪的这个能力，是谁管着的？是肝胆所管。所以，少阳系统相关的脏腑，主要就与肝胆相关，尤其是与肝关系密切。在生理情况下，这个肝胆疏泄调节情志的功能正常，人就能保持心情舒畅，气机就通畅，阳气就条达。如果是在病理情况下，比方说生气了，不良情绪没能排解，那就会导致肝气郁结，气郁就能化火，化火以后经常表现为什么症状？就会出现口苦，头晕，眼花，耳鸣这些症状，也会出现胸闷，善太息，也就是频频长出气这些症状。《伤寒论》原文上是怎么讲的？"少阳之为病，口苦，咽干，目眩也。"就是说少阳系统如果有了病以后，就会出现口苦，嗓子干，头晕这样的症状。所以少阳系统功能失常，主要表现是情志方面的异常，比如，肝气郁结、肝郁化热类的临床表现。总的来说，少阳系统是管调节人体情志的，是让人保持心情舒畅的。

太阴系统

说完了三阳系统，现在讲三阴系统。三阴系统里边，首先是太阴系统。

太阴系统，是指人体有脾胃，脾胃有运化水谷、化生气血、分清泌浊的功能。脏腑学说认为，脾是土脏，脾胃是互相表里的，脾胃为水谷之海，主运化水谷，化生气血，而小肠是受盛之官，化物出焉，大肠是传化之官，变化出焉。实际上，太阴与脾胃、大小肠都有关系。脾胃几乎涵盖了现代医学人体全部的消化系统的功能。如果太阴系统有病了，那人体的消化系统功能就有问题了，也就是脾胃、大小肠功能就有问题了，那就会出现脾胃失于健运、肠道受承传化失司，表现为腹满而吐，也就是肚子胀、恶心呕吐，不想吃饭，或者腹痛、腹泻这些表现。所以，出现太阴病呕吐而利、时腹自痛这些症状，就是太阴系统的病变。因此，这个太阴系统病变就是脾胃功能障碍，也就是消化系统功能的这些异常。

少阴系统

少阴系统的功能是什么？我们讲少阴系统和太阳系统是相表里。相对于太阳系统在表的调和营卫、抵御外邪的，保持体温正常、正常汗出功能的概括，少阴系统是在里的水火交济、阴阳固密、精神内守功能的概括。

因为在脏腑学说里边，肾是主水的，心是主火的，肾是藏精的，心是藏神的，心肾关系非常密切。咱们经常有一句话，叫："积精全神"，提示肾精和心神，是密切相联系的。在正常情况下，人体内水火交济、心肾相交，精神头就特别充足，睡觉也就非常好。因为，心肾相交，水火交济，阳气就能入于阴，人就能获得正常的睡眠，这个是生理情况。

如果是在病理情况下，不是肾阴虚，就是肾阳虚，要不就是阴阳俱虚。肾阴虚，心火旺，少阴心肾阴虚了，即所谓少阴阴虚热化证；如果心肾阳衰了，那就是阳虚了，那就是少阴阳虚寒化证。所以，水火失济，或者是阴亏，或者是阳衰，甚至可见阴竭阳脱。阴竭阳脱，那就严重了。阴阳虚竭，阴竭阳脱，就会表现为心神不宁，甚至精神离散，精神离散以后，就会表现为没精神，人就萎靡了。因此在《伤寒论》原书里边讲："少阴之为病，脉微细，但欲寐也。""脉微细"提示什么问题？提示是虚呀！甚至是阴阳俱虚了。"但欲寐也"，就是精神不行了，失神了。所以总困总想睡觉，这是典型少阴系统病变的表现。就是不但表现为阴阳俱虚，而且精神也不行了。所以"脉微细，但欲寐也"。

厥阴系统

厥阴系统的实质是什么，这被称为"千古疑案"。注伤寒论者八百余家，号称千余家，但没有人能够说清楚。很难自圆其说到底什么是厥阴病？什么是厥阴？那我们又是如何理解厥阴的呢？我们对厥阴的理解是它是人体控制情绪、潜藏阳气、平衡气机功能的概括。厥阴少阳是相表里的，少阳系统疏泄气机，是让人高兴的，厥阴是平衡气机，是控制人情绪的。少阳是向上、向外，厥阴是向下、向内。一个是升发阳气，让人心情舒畅，一个是要潜藏阳气，让人保持情绪稳定。为什么人遇到事以后，能够保持冷静，就是因为有厥阴系统在起作用。有的人，动不动就乱生气、乱着急，动不动就暴怒，但遇到害怕的人，就不敢动怒了。为什么呢？因为每个人都有控制情绪的能力。那这个控制情绪的能力是厥阴系统所管理的。因为这个情志，咱们中医讲肝主情志。肝为风木之脏，体阴而用阳，而肾是主水的，脾胃又是主土的，这个脾胃心肾与肝存在密切联系。

但厥阴系统里边主要还是与肝有关系。因为肝主疏泄，肝如果是疏泄太过，控制情绪能力就比较差，当然可能会影响到脾胃心肾等。在正常生理情况下，厥阴能让人情绪得到控制，因此肝阳不至于上亢，肝气不至于横逆克伐脾胃，从而维持肝和脾胃心肾之间正常生理功能的平衡。

　　在病理情况下，厥阴系统会发生病变。厥阴系统病变以后，因为厥阴主控制情绪，所以，情绪就会失控，情绪失控以后，一方面可表现为肝阳上亢，另一方面表现为肝气横逆，肝气横逆就可以克伐脾胃，从而出现阴虚阳亢、风火扰动或肝脾不和、肝胃不和的情况，并出现了一些临床表现。实际也就是《伤寒论》原书上讲的"厥阴之为病，消渴"，消渴强调的是阴虚，就会出现"气上撞心，心中疼热，饥而不欲食，食则吐"。这都是肝气横逆，克伐脾胃的缘故。临床上就表现为肝胃郁热、肝胃气逆。因为阴虚肝旺，肝气亢盛，肝胃有热，肝气克伐脾胃，所以，这个时候就是不能用下法。厥阴系统病变，表面上看着都是往上，肝旺气逆，似乎可以用下法，以通降气机，和胃降逆。但实际上是不能用下法的。为什么？因为肝气克伐脾胃了，脾胃本身存在虚的一面，如果用下法，可能更伤脾胃，会导致泄泻不止。这样，厥阴系统病变问题，还是不能解决。

　　总的来说，厥阴系统是控制人体情绪，潜藏阳气，平衡气机功能的概括。在病理情况下，阴虚肝旺，肝阳上亢，或肝气横逆，克伐脾胃，所以会出现"消渴，气上撞心，心中疼热，饥而不欲食，食则吐"这样的临床表现。至于是不是一定会表现为"食则吐蛔"，还要看患者本人的情况。从现在看来，这种症状肯定很少见了。但在以前，蛔虫病是一种十分常见的肠道寄生虫病，不要说普通老百姓，帝王将相也不例外，这种病与不洁的饮食关系密切。那个时候，蛔虫寄生在肠道，实际上已经是人体内环境的一部分，所以一旦遇到应急情况，比如，出现外感热病等，蛔虫也会受到影响。而蛔虫乱窜的结果，就可能出现"吐蛔虫"的情况。年幼的时候，在农村经常听说或看见这种情况。当然，较之吐蛔虫，更常见的还是排出蛔虫。

总结一下：三阴三阳生理系统，是在《道德经》"道生一，一生二，二生三，三生万物"这个哲学基础上，把人体的生理功能分为了六大块，就是太阳系统、阳明系统、少阳系统、太阴系统、少阴系统、厥阴系统。

在生理情况下，三阴三阳六个系统各有各的功能，同时也互相联系。但是在病理情况下，三阴三阳又各有各的病变，各有各的临床表现：

太阳系统病变，出现脉浮、头项强痛、恶寒、发热等症状；

阳明系统病变，出现胃家实、大便难、腹胀、腹痛等症状；

少阳系统病变，出现口苦、咽干、目眩等症状；

太阴系统病变，出现腹胀、腹痛、不想吃饭、呕吐、腹泻等症状；

少阴系统病变，出现没精神、脉微细，但欲寐或者是失眠等症状；

厥阴系统病变，出现口渴、饮水不止，或者是心中疼热、气上撞心、饥而不欲食，食则吐等症状。

应该说，三阴三阳六系统病变，各有各的功能和特点。但是在一定条件下，也可以互相转化。例如，太阳系统病变一开始，出现恶寒、发热、头身疼痛，进一步发展成大便干燥、发热不恶寒，那就是说，太阳系统转属到阳明系统了，确实也可以出现这种情况。也有一部分病例，如太阳系统病变，本来应该用汗法，结果没用汗法，误用泻下的方法治疗了，结果转属太阴，也有这个情况。《伤寒论》原文里就有"太阳病，下之后，腹满时痛者，桂枝加芍药汤主之，大实痛者，桂枝加大黄主之"，这就是典型的太阳系统病变转输到太阴的情况。所以，三阴三阳六系统病变之间，实际上，一定条件是可以互相转变的。

但是，这个转变是需要有一定条件的，实际上并不存在什么循经传、越经传，就不像咱们想象的六经传变六个阶段的那种传变。因为注《伤寒论》者八百余家，或号称千余家，谁都没见过六经传变的伤寒，就是循经传的伤寒，也都没见过。事实上，根本就不存在这个六经传变的伤寒。所以，我们说循经传、越经传，既没有《伤寒论》原文的支持，也不符合临床实际。

当然，这个三阴三阳六系统病变，也经常有两个系统病变同时出现的情况。这种情况在《伤寒论》原书里就称为"并病"或者"合病"。什么叫合病？什么叫并病？在许多《伤寒论》教材里都说"合病"是两个系统同时得病，叫两经同病，三经同病，这叫"合病"。"并病"是一经病变未解，又出现了另一经病变，就是说一个系统病变还没好，又影响到另一个系统病变，这个叫"并病"。实际上，这种认识都是非常错误的，因为在《伤寒论》原文里并不是这样理解的。

在《伤寒论》原文里有太阳少阳并病，会出现头项僵痛、胸胁苦满、头目眩这样的症状，就是说，既有太阳系统的病变，又有少阳系统的病变，这个时候是太阳少阳同时病变了，这个才叫"并病"。这种情况下，太阳与少阳地位基本是相当的，这是"并病"。

"并病"应该怎么治疗？当然是两个系统需要同时治疗。所以，《伤寒论》原书记载应当刺期门、刺风池、刺大椎。这就是太阳系统和少阳系统并治。这个叫"并病"，也就是两个系统同时得病，两个系统同时治，这个叫"并病"。

而"合病"，真实情况是以一个系统病变为主，又影响到另一个系统，这个才叫"合病"。两个系统，或说两经地位不一样。一主一次，或一主多次。

例如，会出现拉肚子、呕吐，本来是个太阳系统的病变，应该出现恶寒、发热、头身疼痛、脉浮这些症状，结果同时出现了胃肠道的症状，比如，拉肚子、呕吐这些症状。这个时候来讲，太阳阳明合病，是太阳系统病变为主，所以应该以治太阳为主。因此，用葛根汤主之。如果呕吐了，有时候用葛根加生姜半夏汤主之。实际上，就是说治太阳系统病变为主，兼以治阳明系统病变。再比如，太阳病篇还有一个条文，太阳阳明合病出现喘了，那就用麻黄汤来治，提示是太阳系统病变为主的时候，即使出现大便不通、阳明系统的症状，但因为这个时候本质上还是太阳系统病变为主，所以还是以治太阳系统为主，应该直接用麻黄汤。表证一解，便秘等阳明系统病变症状自除。

因此，合病和并病的概念，许多《伤寒论》教材和相关注释书上，也是完全理解错了。所以值得我们进一步深入研究。要正确理解什么是"并病"，什么是"合病"，还是要重点看一下《伤寒论》原文。看看《伤寒论》中那些有关"合病""并病"的条文到底是怎么说的，以加深我们的理解。实际上，我们也看到日本汉方医家藤平健先生，有关"合病""并病"的观点，相对来说是比较符合经典原文实际的，值得我们学习。

《伤寒论》三阴三阳究竟是什么？
——三阴三阳体质论

三阴三阳不仅是人体生理的六个系统，也是人群的六类体质。

大家都知道，中医自古就非常重视体质。《黄帝内经》包括《素问》和《灵枢》两个部分，其中，《灵枢》里边对体质的论述是非常多的。几乎有 40% 的这个篇章，都涉及有关体质的内容。

中医强调"因人制宜、因地制宜、因时制宜"，有"三因制宜"之说。所谓"因人制宜"，就是强调个体之间的体质都不一样。为什么人的体质会不一样呢？体质之所以存在差异，实际上是缘于人群不同个体脏腑功能的不平衡和气血阴阳的多少不一样。

例如，有的人饭量比较小，有的人饭量比较大。有的人大冬天还想吃冰棍；有的人夏天一进空调屋就打喷嚏、怕冷，一受凉就感冒。有的人，总是牙疼，一上火就牙痛；有的人，一上火就容易犯泌尿系统感染，出现尿频、尿急、尿痛。这个中医叫"火走一经"。所以，人与人之间的体质是不一样的。我们说同样都是胡吃海塞、不注意饮食的，为什么有的人得了糖尿病，有的人得了胰腺炎，还有的人是得了酒精肝、脂肪肝？同样的生活方式情况下会得不同的病，就是因为不同的人，其体质不一样。

那每个人的体质的形成是先天遗传，还是后天环境因素所造成的？

我们中医认为，这个体质既有先天遗传的基础，又有后天环境因素的影响。

例如，生下来就是大胖小子，出生以后，又特别能吃，喜欢吃肉，体形肥胖，就特别容易得糖尿病，也就是中医的消渴病。甚至还有十来岁就患上早发 2 型糖尿病的。这里面，既有先天遗传的因素，也有后天饮食习惯的问题。也有一些人，本来胃口特别好，吃嘛嘛香，身体特别棒，但是得了一个外感病，得了肺炎，高热咳喘，当他得了肺炎后，就要用大量的寒凉药，又是抗生素，又是中药的清热解毒药，用得时间长以后，他的胃口就不好了。后来，虽然这个病好了，但是日常大便稀、饭量变小了，变成了脾虚的体质。这就说明体质是可以变化的。生活习惯，饮食偏嗜会影响体质。有时候得病吃药等多方面因素也可以影响体质。

所以说，这个体质既有先天的基础，又有后天的影响。

实际上，中医体质的分类方法是非常多的。早在《黄帝内经》里就有很多种分类方法。例如，根据体重的情况，把人分成肉人、脂人、膏人。

什么是肉人？是机体匀称、肌肉丰满的，例如，练健美的人。

什么叫脂人？是全身比较匀称的那种肥胖。

什么叫膏人？膏人就是大腹便便，啤酒肚、将军肚，腹型肥胖的人。

咱们现在看，只有这个腹型肥胖的"膏人"类型才最容易得糖尿病、脂肪肝这些代谢综合征，所以，古人的分类是很有道理的。

古人也有把人的性格分成刚、柔的，即性格刚烈的是一类，性格柔弱的是一类，而且，有个篇章就叫"刚柔篇"，这就对身心医学认识心身疾病等非常有用。

例如，已故的赵志付先生，曾提出刚柔辨证。他认为，如果是性格刚烈的患者，就经常是肝阳上亢、肝气横逆之类的疾病，他就经常给他们用一些像镇肝息风汤、天麻钩藤饮、朱砂安神丸之类的药。如果患者本身是性格比较柔弱的，就需要柴胡疏肝散、香苏散、半夏厚朴汤这些方药，这就是所谓刚柔辨证的思路。

实际上，还有把人分成膏粱之人、藜藿之人。

膏粱之人就是经常吃肉，平时饮食常常是大肉大酒的人，那藜藿之人就是经常吃糠咽菜的人，这强调的是后天环境对体质的影响。所以，古人的体质分类方法是非常多的。

我们说，体质分类方法很多。而不同的体质分类方法，决定了各自临床价值不一样。

我们讲，《内经》基于五行学说，在《灵枢·阴阳二十五人》篇里边，按五行分类，把人分成了木行人、火行人、土行人、金行人、水行人，这还是以五行理论为指导的体质的分类。

同时，也有运用阴阳理论来指导人群体质分类的。

在《灵枢·通天》篇里边，就把人分成了太阳之人、少阳之人、太阴之人、少阴之人、阴阳和平之人。所以，不同的体质分类方法，临床意义上是不一样的。

现在，国医大师王琦教授，主张把人的体质分成九型，即平和质、气虚质、阴虚质、阳虚质、痰湿质、湿热质、气郁质、血瘀质、特禀质这些类型。同时，他也认为体质可分，体质可变。其实，正因为体质可变，所以体质也可调。在明辨体质的基础上，采用合理的干预措施，就可以进行针对性的养生保健，以减少疾病的发生。

而我们现在要介绍的叫三阴三阳体质分类方法。

什么是三阴三阳体质分类方法？三阴三阳体质分类方法是基于三阴三阳六系统的生理功能的不平衡和气血阴阳多少不一样，对人群体质进行了不同于木火土金水五脏分法的另一个层次的划分。所以，三阴三阳，实际上是人群六大类体质。

三阴三阳这个体质分类方法的提出，缘于我长期学习《内经》和《伤寒杂病论》，在研究仲景学说的基础上，结合临床实际体悟所得。

在大学毕业工作两年以后，我考到天津中医学院攻读中医内科学硕士学位研究生。当时，我攻读的是中医内科肾内科的研究生，在学习的过程当中，我一边跟黄文政老师学习肾病，一边又重新研读经典。在研究《伤寒论》的过程当中，日思夜想，可以说是把古今注《伤寒论》的著作，再次进行了深入、系统地学习。

其实，在大学本科阶段，我本人就醉心于《伤寒论》的学习与研究，看遍了几乎所有古今中外《伤寒论》注释书与当时期刊上的《伤寒论》相关论文。其中，最佩服的就是李克绍先生、刘渡舟先生。这两位先生的所有著作我都认真读过。包括李克绍先生发表在期刊上的论文，我都一个字一个字抄录。比如我在教师图书馆抄录李克绍先生的《伤寒百问》时的状态，完全可以用废寝忘食、昏天黑地来描述。

正是因为在《伤寒论》方面下了很大的功夫，在这个日思夜想的过程当中，有一次我到天津古文化街的泥人张那里参观，看到泥人张店铺里面有一个特别有名的作品叫"十八罗汉斗大鹏"。这个作品表现的是一个大鹏，也就是一个魔怪突然降临，而十八罗汉表情各异，有的唉声叹气，有的跃跃欲试，有的摩拳擦掌，惟妙惟肖。为什么说十八罗汉他们各自的表情谁跟谁都不一样呢？

当时我就顿悟主要是因为十八罗汉的体质、性格、心态、修为、道行都不一样。于此，我突然就理解了，为什么感受同样一个致病因素，会导致不同的疾病？为什么一个同样的致病因素，得病了以后，患者会有不同的临床表现，而且进一步发展预后转归也不一样，那都是因为作为内因的体质因素在其中起着非常重要的作用。

所以，基于《道德经》"道生一，一生二，二生三，三生万物"的这个哲学思想，也就是三分法的这种思维方式，基于人体三阴三阳六系统功能不平衡与气血阴阳多少不同，我主张把人的体质先分成阴阳两大类，进一步再分三阴三阳六类，三阴三阳再分三，三六一十八，即可为十八个体质类型，所以正合"十八罗汉斗大鹏"之数。三阴三阳六大类，再分甲乙丙三个类型，就是三阴三阳三六一十八，十八类体质。所以我们这个三阴三阳体质论，是主张把三阴三阳体质分成十八个类型。

这个观点，实际上在《伤寒论》中早有论及。《伤寒论》里有个非常著名的条文，指出：

"病有发热恶寒者，发于阳也；无热恶寒者，发于阴也。"

对这个条文，历代医家，谁跟谁解释得都不一样。有人说："发于阴"是发于三阴，"发于阳"是发于三阳；有人说："发于阳"是发于太阳，"发于阴"是发于少阴。甚至还有用风伤卫、寒伤营来解释的，各种说法都有。我最推崇的是日本人丹波元简的《伤寒论辑义》上讲的。这种观点认为："发于阳"就是发于阳盛体质，"发于阴"就是发于阴盛体质。

清代吴谦奉敕主持编写过一部《医宗金鉴》。《医宗金鉴》里就有伤寒证治要诀。

其中，第一首歌诀就说：

六经为病尽伤寒，

气同病异岂期然；

推其形脏原非一，

因从类化故多端。

这个意思是说：六经为病都是伤寒，为什么临床表现谁与谁不一样？也就是"推其形脏原非一"，其中的"形脏"就是指表现于外的身形与藏于内的脏腑功能强弱，实际上就包含有体质的意思。因为体质谁与谁不一样，感受外邪以后，即使感受同一种外邪，因为"从化"不一样，发展方向也会不同，所以，会出现各式各样的变化多端的临床表现。实际上，这也是在强调体质在外感病发生发展过程中的重要地位。

例如，这个人本身是一个阳盛体质的人，感受外邪以后，这个阳气奋起抗邪，正邪交争，自然就会出现发热恶寒；如果这个人本身阳气就很虚衰，然后感受外邪以后，阳气无力抗邪，自然就会表现为无热、恶寒。所谓发热、恶寒者，"发于阳"，就是阳盛体质发病的意思。无热、恶寒者，"发于阴"，就是阴盛阳虚体质发病的意思。所以，这里的阴阳是体质的概念。而我们现在讲的三阴三阳，则是对阴阳体质，也就是阴盛体质和阳盛体质的进一步划分、进一步细化。

临床上，我们主张把人群体质化为三阴三阳六大类，共十八类型。观察发现：这特别符合现代人群的体质实际情况，绝大多数人都可以在这十八类中找到与自己体质相符合的类型，而且很少会出现复合性体质。下面，咱们就详细介绍一下这个三阴三阳体质分类方法。

太阳体质

现在先解释一下太阳体质是什么表现？

太阳体质，实际上可以分为三种类型。

第一种类型，是太阳卫阳充实体质。

这个体质类型，可以理解成一个健康的体质类型。这种体质类型的人，身体比较壮，腠理致密。腠理致密是不爱出汗，一般说既不怕冷又不发热，身体特别棒，出汗也很少，平常很少感冒。有时我们和人聊天，就会有人说，我已经多少年不知道感冒是什么滋味了。这样的人平常就很少感冒。当然，这种人身体棒，有时也会感冒。例如，天气寒冷，衣服穿得太少，有时候就会得感冒。如果感受的是风寒之邪的话，也会得风寒感冒。

这种身体棒的体质类型，为了便于大家理解，我们列举一个戏剧人物为典型代表，就称为赵子龙型。也就是常胜将军常山赵子龙，赵云。《三国演义》里的人物中，赵云身体特别棒，长坂坡，救阿斗，杀得曹军个个愁，是常胜将军。赵云这样的人，如果感染风寒之邪以后，就特别容易出现太阳病伤寒的表实证，也就是麻黄汤证。

这样的人，如果用麻黄汤这个方来治疗，也经常可以一汗而解。盖上被子出一身汗，第二天就好了。

临床上，经常有这种人，像一些建筑工人，他们是身体特别棒的人，受了风寒之邪后，会出现感冒，发高烧、怕冷、全身疼痛等症状，实际上，这时候，吃一片解热镇痛药，或者吃麻黄汤以后，病情第二天就能缓解，照样能到建筑工地上干活。这种情况就是太阳卫阳充实体质，身体非常棒。应该是属于平和质一类，总体来说，阴阳相对平衡，而且是阴阳都不虚的情况。

第二种类型，就是卫阳相对不足的，叫卫阳不足体质。

这样的人身体就比较弱。卫阳不足，就是保卫体表的这个阳气不足，这样的人腠理疏松，往往肌肉就比较松弛，平常出汗就比较多。有的人还怕风、怕冷，像夏天的时候一进空调屋就打喷嚏，或者是特别易受凉，一见别人感冒，也就特别容易感冒，而且感冒以后，也不容易好，会拖延好几天，或变生咳喘等。不像赵子龙型的人，一感冒以后可以一汗而解。

太阳卫阳不足体质，这种容易感冒的人，如果感受风寒，感冒以后就容易出现发烧、出汗、脉浮缓、脉浮弱，也就是太阳病中风表虚证之类的情况。这个情况，为了便于记忆，我们经常说到的是大家非常喜爱的一位歌星邓丽君。邓丽君女士就患有哮喘病，非常可惜的是，她最后在泰国清迈去世了。太阳卫阳不足体质的人，容易发生过敏性疾病、呼吸系统疾病、皮肤病等。这样的人，就特别容易得哮喘、过敏性鼻炎这些病。我们说得了感冒以后，爱得桂枝汤证。这就是太阳卫阳不足的体质类型。

第三种类型，是卫阳太过体质。

第二种是卫阳不足体质，比较爱感冒，那第三种卫阳太过体质，是不是就不容易感冒？其实不是。太阳卫阳太过体质的人，这种人不怕冷，甚至喜欢喝冷饮等，但也特别容易感冒。而且一感冒就容易发生扁桃体炎，嗓子疼，而且，一嗓子疼就容易发高烧，或继发肺炎等，甚至引发心肌炎、肾炎、风湿热等这样的病。为了便于理解，我们也找了一个《三国演义》里的人物作为典型代表，就是河北义士沮授！历史上有记载沮授的面容。这种体质的人，本身就可能有红鼻头这样的表现，实际上结合了现代医学说，可以呈现腺样体面容。经常有扁桃体炎，反复地发作，扁桃体增大，也会引起一系列呼吸系统的改变，甚至呈现面相的改变。这样的人我们称为太阳卫阳太过体质。

太阳卫阳太过体质的人，可以理解为素体有肺热，感受外邪后常表现为反应过度，一感冒就表现得特别容易发高烧，容易得肺炎，进一步再发展还可以出现风湿热、心肌炎和急性肾炎等疾病。因为我们长期从事内科肾脏病和内分泌代谢病研究，发现肾脏病里边，患有急性肾炎的病人，包括 IgA 肾炎的病人，好多都属于太阳卫阳太过体质类型的人，经常嗓子不舒服，因上呼吸道感染诱发病情加重。所以，我们提出来肾脏病"三维护肾"，具体包括上下同治，内外同治，前后同治，以保护肾功能为中心。基于中医学整体观念，中医治疗肾脏病就不能光治肾，还得治嗓子，清肺热、利咽喉。这就是"上下同治"。

太阳卫阳太过体质，从这个地方着眼，也是非常重要的。太阳卫阳太过的人，实际上特别容易得风湿热、肾炎、心肌炎这些病。

生活中，当大夫的，经常会被邻居半夜叫醒，邻居说他们家小孩又发烧了，麻烦给联系联系住院，诸如此类。这个小孩平常也不怕冷，反而会怕热，喜欢吃冰棍，但同时又动不动就发高烧，容易得肺炎需要住院，这样的小孩就属太阳卫阳太过体质这种类型。这样的人，如果得了感冒以后，就特别容易感受风热之邪，因为本身卫阳就亢盛，或者理解为素体肺有蕴热，内外相引，所以容易患风热之邪，得了风热之邪，那就是太阳病温病，太阳病风温。这个时候就应该用银翘散来治疗。银翘散是清代医家吴鞠通的《温病条辨》中的名方，很多中成药如银翘解毒丸、羚翘解毒丸、银黄口服液等，都是这个银翘散变来的。什么双黄连等，也是银翘散变来的。

实际上，太阳卫阳太过体质的人，也可以感受风寒之邪，但因为卫阳亢盛，即使感受风寒之邪，也特别容易入里化热，容易得肺炎。治疗肺炎最常用的中药方叫"麻杏石甘汤"，也叫麻杏甘石汤。麻杏石甘汤这个方，实际上，对一些小孩感冒，发烧效果也是非常好的，尤其以鼻炎作为主症的。临床上，应用麻杏石甘汤加上黄芩，可以说治疗这种感冒表现为打喷嚏、流鼻涕、发烧、全身痛的症状者，效果非常好。不仅可以治肺炎，普通的感冒发烧、鼻子不透气、全身痛，也是感染风寒之邪，入里化热，疗效很好。为什么感受风寒而容易入里化热？就是因为太阳卫阳太过的这种体质，其内在因素决定了"从化"的发展趋势。所以，麻杏石甘汤这个方，也是非常好的方。常用于这种太阳卫阳太过体质。

太阳体质分三个类型，包括卫阳充实的、卫阳不足的和卫阳太过的体质。

我曾经治过张家口蔚县一个发作性睡病的小女孩。这个女孩上课上着上着就睡着了，所以学习成绩越来越差，老师就找到家长，家长就非常痛苦，然后就查了个脑电图、磁共振等。换了不同的医院，花了很多钱，也诊断不清什么病，后来找中医看。一看小女孩舌尖红，一问她嗓子疼，又一看这个嗓子特别红，扁桃体也有点大，对中医来说，这就是太阳卫阳太过的体质，素有肺热。给她开什么方？大家都想不到，就是给开了麻杏石甘汤，再加上黄芩、桔梗、甘草、石菖蒲来治疗。结果，一个月以后，这个小女孩来复查时，就特别兴奋，说老师每天表扬我，现在数理化成绩都上来了，已经是全班第一了。还高兴地说，等她将来考上清华大学以后一定要请吃饭。这个小孩后来经过三个月的治疗以后，就在麻杏石甘汤基础上，给她开了丸药方，做成丸药，让她坚持服药。一直到现在，小女孩学习都非常好，已经考上张家口的重点中学了。

因此，麻杏石甘汤证，也是卫阳太过体质里非常常见的一个方证。

阳明体质

阳明体质也是分三类。

第一种类型，是阳明胃热体质。

这样的体质，身体特别棒，体格比较壮，精力也非常充沛。一般来说，这样的人，比较怕热，咱们经常说，就是能吃、能睡、能干的一类人，食欲比较好，有大便干的倾向。我们称为关云长型，就是关羽，关云长型。

请看《三国演义》人物，关羽，关云长，温酒斩华雄，过五关，斩六将，盖世英雄身体棒。吃嘛嘛香，牙口好，胃口也好。体质确实是棒。这种体质的人，我也把它称为成功型体质，因为能吃、能睡、能干，所以就能够成功。

我曾经到一个中国健康精英促进会，为企业老板们辨体质，制订养生保健方案。二十多个人，一上午调查下来，其中，有十三四个都是这类阳明胃热体质的人，也就是关云长型的体质。

这样的人，身体虽然棒，但是并不等于说不容易得病，观察发现，反而是特别容易得糖尿病，还有一些像肠梗阻、阑尾炎等急腹症，这些人也比较容易得这类病。总的来说，因为吃得好，吃得多，就容易体型肥胖，这就是关云长型。患病以后，容易得承气汤证，就是大便不通、痔疮、大肠癌之类的病。

第二种类型，是阳明胃热阴虚体质。

阳明胃热阴虚体质的人，也是能吃，能睡，能干，但总的来说，身体略微弱一些，有的还有嗓子干、口渴，那就是阴虚，或者有小便次数多的情况。这种情况就是容易得"脾约"麻子仁丸证。好多老年男性，有大便干、小便滴滴答答的症状，这样的人就比较容易患麻子仁丸证。现在有麻仁胶囊、麻仁滋脾丸、麻仁润肠丸等中成药，就适合于这种习惯性便秘的人。这种体质，我们称为鲁肃型。《三国演义》中的人物鲁肃，鲁子敬，曾任江东都督，这种类型的人，人比较实在，也多是能干事的人。实际上，这种体质，在老年男性中，也比较多见。

第三种类型，是阳明胃寒体质。

这种类型的人不怕热，怕冷，但是大便也不稀，所以不是太阴体质。总体还是一个胃实的体质。这种体质也容易得胃病，发病多为胃寒实证。这类型体质的人，身体总的来说还算比较好，食欲也好，或有大便干的倾向。这样体质的人，我们称为郭嘉型。

《三国演义》中的人物郭嘉，郭奉孝，是曹操手下最能干的谋士。虽然可能怕冷，但特别能干。连毛泽东都曾向党内干部，推荐学习《郭嘉传》。郭嘉是怎么去世的？是在跟着曹操征战朔方的时候，因为天气冷，死在了路上。他这种体质的人，本身阳明胃实，所以容易得胃病，包括溃疡病，或者是表现为大便不通的寒实证，或为吴茱萸汤证，或为大黄附子汤证等。阳明体质的人，总的来说，容易大便干，食欲还是比较好。这就是阳明体质的特点。

少阳体质

少阳体质也是分三类，少阳气虚体质、少阳郁热体质、少阳气郁体质。

第一种类型，是少阳气虚体质，也就是林黛玉型体质。

想起《红楼梦》中的林黛玉，大家对她的印象，总的来讲，就是体质比较羸弱，体力也比较差，精力也相对不足，总的来说，比较内向，最突出的特点就是比较敏感，性喜忧郁，爱生闷气。这种体质类型的人，因为本身经常生闷气，就特别容易月经不调，包括女性容易得的甲状腺疾病、乳腺增生、月经不调、子宫肌瘤、卵巢囊肿等。这些病经常发生在林黛玉型体质的人的身上。因为容易生气，所以经常表现为像逍遥散证或者是加味逍遥散证。肿瘤患者，也多见于这类体质。

第二种类型，是少阳郁热体质。

少阳郁热体质的人，那跟林黛玉相比，这种类型的人，体格就比较棒。但是，也容易生闷气，有的是除了爱生闷气以外，性格也比较急躁。体力比较好，吃的也比较多，食欲也比较好，或者大便也有干的倾向。这种人属于周公瑾型。

《三国演义》中的人物周瑜，周公瑾，爱生气，同时性格也比较暴躁。这样的人，就特别容易得青光眼、高血压病，得了糖尿病以后，就容易合并高血压，脑血管病等。临床观察发现，好多得眼病的人，尤其是青光眼的患者，体质就是周公瑾这个类型。因为肝胃郁热就容易上攻于目。因为周瑜这种体质的人，除了爱着急以外，也爱生闷气，所以《三国演义》才有诸葛亮气死周瑜这样的故事。这种体质类型的人，如果得了病，容易得什么样的病？最容易出现的就是大柴胡汤证。

第三种类型，是少阳气郁体质。

少阳体质里边，身体比较棒的，介于林黛玉和周公瑾之间的是什么体质？那就是少阳气郁体质。这种体质类型的典型代表我们说是林冲。《水浒传》里的豹子头林冲。豹子头林冲这样的人，体质当然比林黛玉要好，但是也是有抑郁的一面。所以，林冲有隐忍之性。这样的人，有时候也爱生闷气，不爱表达。在宋江招安的时候，林冲心情抑郁，许多事都不能释怀，所以最后抑郁而终。

林冲这种体质类型的人，本身爱生闷气，如果感受外邪以后，或者因为生气以后肝气郁结，特别容易气郁化热，就特别容易发生小柴胡汤证。小柴胡汤证，在林冲这一类型的人身上，就特别多见。如果林冲这种体质类型，或者是林黛玉这种体质类型，得了泌尿系感染以后，尿频、尿急、尿疼，是不是也容易表现为柴胡汤证？如果这种体质类型的人，感冒以后发烧，怕冷，恶心，不想吃东西，或者口苦，是不是经常也表现为这个柴胡汤证？因此，我们许多感冒的病人，或者泌尿系感染的患者，尤其是林黛玉和林冲这种体质类型的人，常可以用小柴胡汤治疗。小柴胡汤，如果用之得宜，感冒患者经常可一汗而解。服用小柴胡汤以后，出点汗，然后病也就好了。

总的来说，少阳体质的人，比较容易患柴胡汤证这些证候。

太阴体质

下面介绍三阴体质，先讲太阴体质。

太阴体质在《伤寒论》原书里最为典型的是太阴脾阳虚体质。但是我们这里，现在把太阴体质分成三类：

第一种类型，是太阴脾气虚体质。

太阴脾气虚体质，强调的是气虚，体质比较弱，体型偏瘦，面色偏黄，体力较差，平常有点怕冷，食欲比较差。如果吃饭不注意，就容易肚子胀，拉肚子。这样的人，我们称为李东垣型。

李杲，李东垣是我们中医金元四大家里的一位著名医家。这个医家著成了一部叫《脾胃论》的书，创造了补中益气汤、升阳益胃汤等名方，临床治疗疾病重视培补脾胃。李东垣为什么强调要补？实际上，可能与自己的体质脾胃比较虚有密切关系。对此，《脾胃论》原书中李东垣曾有论及。曾说自己，因为多言伤气，存在气虚。

太阴脾胃气虚体质，当然就容易得脾胃虚的病。所以经常得的方证叫参苓白术散证。当然，参苓白术散源于宋代《太平惠民和剂局方》，并不是《伤寒论》中的经方。但是这个参苓白术散证，确实就是太阴脾气虚体质的人容易患的方证。

第二种类型，是太阴脾阳虚体质。

这种体质类型，最容易导致《伤寒论》里边典型的太阴病。太阴脾阳虚体质的人，身体比较弱，身体也经常偏瘦，脸色黄，体力差，较之太阴脾胃气虚体质，怕冷特别明显，常四肢不温，手脚冷凉，食欲也比较差，还容易拉肚子，经常会因为吃点凉东西导致腹胀腹泻，拉肚子。发病最容易表现为理中汤证，或者是四逆汤证。在《伤寒论》原书里边，更强调太阴病治疗，"当温之，易四逆辈"。理中汤也当属于"四逆辈"范畴。

为了让大家记住，咱们列举一个历史人物，那就是宋朝的一位皇帝宋徽宗，他也是书法瘦金体的发明人，叫作赵佶。赵佶这个人，据历史上记载，曾经在吃过冰块以后拉肚子，引起病情加重。如果不是脾胃阳虚体质的话，夏季吃个冰块，也不至于拉肚子。因为体质本身就有脾胃阳虚的一面，所以稍不注意就容易引发腹胀腹泻。

因为本身太阴脾胃阳虚，所以就更容易感受风寒之邪。如果这样的体质，感受了风寒之邪，得了感冒，这个时候可以用麻黄汤发汗吗？当然不能！那么，这个时候应该用什么方？应该用桂枝汤。因为，桂枝汤外可以和营卫，内可以和脾胃，解表邪，散风寒，所以用桂枝汤就最为合适。

因此，《伤寒论》讲："太阴病，脉浮者，当发汗，宜桂枝汤。"这个太阴病，就是太阴脾胃阳虚体质的人，感受了风寒之邪。脉浮是指得了外感表证。表证存在，这个时候就应该发汗解表。不能用麻黄汤，所以应该用桂枝汤。

当然，假如本身就是太阴脾虚体质，除了感受风寒之邪以外，如果在夏季，或暑期，也特别容易感受暑湿之邪。因为脾是主湿的，所以，尤其是夏秋之交的时候，生活稍不注意，用空调不当，或者像过去在农村，有的人在房顶上睡觉，就会特别容易感受这个雾露之邪，暑湿之邪，常会出现恶寒，发热，身体疼痛，恶心，呕吐，拉肚子，肚子胀，这个时候用什么方最好？临床就用后世的方，即藿香正气散。临床观察发现，藿香正气散治疗夏季感冒，尤其是胃肠型感冒，伴有这个拉肚子的，恶心呕吐的，疗效就非常好。藿香正气散证，也是这种太阴脾虚体质比较爱得的病症。

另外，《太平惠民和剂局方》还有一个方叫香苏散。这个香苏散，是我老师的老师，王永炎院士的老师董建华院士，临床最喜欢用的方。香苏散药由苏叶、陈皮、甘草、香附这几味药组成。实际上，香苏散也比较适合太阴脾虚体质的人，感受了湿邪，存在表寒、恶寒、发热、头身不舒，就可以用香苏散这个方。临床上，用这个香苏散治疗肝胃气滞胃痛、痞满等症，皆有较好疗效。

第三种类型，是太阴脾虚湿盛体质。

这种体质类型的人，不仅是脾虚，而且还表现为湿气偏胜。

这样的人，常见于腹型肥胖的人。我们说《三国演义》中的刘备，刘玄德就是这样的人。《三国演义》记载刘备自己曾经感叹"髀里肉生"，往往表现为腰围比较宽，大腹便便，就类似于腹型肥胖的人。

这种腹型肥胖的人，体型比较虚胖，这样的人，怕冷可能不是太明显，食欲也不一定太好，有时候甚至有腹胀、大便稀的倾向。实际上是存在脾虚的发病基础。刘备是怎么去世的？是在白帝城的时候，因为心情不舒畅，下利而亡！最后就是因为腹泻而危及生命。我们说脾虚体质的人，更容易导致脾虚湿困，更容易表现为腹满腹泻等。

而像糖尿病这一类病，也常见于这种太阴脾虚湿盛体质，也就是这种腹型肥胖患者。这种体质类型，容易得糖尿病。一般说，既有脾虚的一面，也有湿盛的一面，尤其是湿热困脾证候就比较多见。我们临床就常用像胃苓汤，芩连平胃散，或葛根芩连汤，再加上苍术、白术等，常可取得较好效果。

我曾经治过云南的一个小孩，这个小孩从生下来四个月就开始拉肚子，到了十四岁，还是一天拉好多次。后来她写了一封信给我，请教怎么治。我的方法是让她吃参苓白术散。因为，参苓白术散是一个非常适合养生的方。她就坚持吃了三个月，结果，把她十四年的腹泻给治好了。

参苓白术散，源于《太平惠民和剂局方》，由人参，白术，茯苓，扁豆，山药，砂仁，桔梗，甘草组成，这些药本身几乎都是药食两用的食品，所以非常适合慢性病脾虚证的调治。实际上，也适合太阴脾虚体质作为日常养生之方。

清代名医吴鞠通的《温病条辨》中有一句话叫："治外感如将，治内伤如相。""治外感如将"，就是说治外感就像大将军一样，需要有胆有识，攻城略地，果断刚强，而这个"治内伤如相"，就是说治内伤就像丞相一样，应该深谋远虑，不慌不忙，"坐镇从容，无功可见，无德可言，而人登寿域"，表面上看好像没什么神效，但是人长寿了。坚持用药，寿命就自然延长了。而临床症状，也会慢慢改善，生存质量也会逐渐提高。总之，参苓白术散就非常适合太阴脾虚体质的人，把它作为一个养生的方，长期地服用，对身体也是非常有好处的。

少阴体质

少阴体质也是分三个体质类型。

第一种类型，是少阴阴虚体质。

少阴阴虚体质的，我们把它称为诸葛亮型。

这种少阴阴虚体质的人，一般体型比较瘦长，体力一般，但是精力充沛，总的来讲，怕热，不怕冷。如果说性功能，总的来说性功能还是比较好的，或表现为性功能比较亢进。爱想事，思维比较敏捷。爱想事就有失眠的倾向。这种人常见于知识分子，在师爷、账房先生、参谋长、秘书长等智囊型人物中，比较多见。

这种体质类型的人，本身就偏于阴虚火旺，所以特别容易心烦，表现为失眠，神经衰弱的就比较多。这种体质类型的人，如果睡不着觉，就比较容易患心烦失眠，即黄连阿胶汤证。临床经验表明，黄连阿胶汤对治疗心肾不交的失眠，阴虚火旺的失眠，临床疗效非常好。这种情况，最多见于少阴阴虚体质的人。

第二种类型，是少阴阳虚体质。

少阴阳虚体质的人，我们说是柳下惠型。

中国历史人物有个柳下惠，是一位坐怀不乱的真君子。这样的少阴阳虚体质的人，体型有的是虚胖，有的是瘦长，但是总的来说，体力也不行，精力也不行，性功能比较差，平常比较怕冷。这样的人，往往有尿频，排尿不净，平素没精神头，也很容易感冒。这样的人，就是个阳虚体质。

少阴阳虚体质的人，本身阳气就虚，更容易患上感冒风寒，阳虚，抵抗力就低，自然就容易感受邪气，感受风寒之邪。少阴阳虚体质的人，如果感冒生了风寒之邪以后，容易得什么方证？那就是麻黄附子细辛汤证，或麻黄附子四逆汤证。

《伤寒论》少阴病篇里讲："少阴病，二三日，反发热，脉沉者，麻黄附子细辛汤主之，不差者，麻黄附子甘草主之。"实际上就是指这种少阴阳虚体质的人感受风寒之邪，虽然表现为发热，但脉象是沉脉，提示阳虚存在，实际上这个就是阳虚外感，即麻黄附子细辛汤证。

但是，古今《伤寒论》注家，好多人很糊涂呀！就把麻黄附子细辛汤证称为太阴少阴两感，"太少两感"，这是非常错误的。因为在《伤寒论》里明确称之为少阴病。少阴病的含义就是少阴阳虚体质的人，得了一个外感病，而绝不是什么"太少两感"！如果是"太少两感"，按《内经》的说法，其"两感于寒者，则不免于死"，那就一定要得死证了，就不能再治疗了，扶阳解表也解决不了了。而实际上，针对这种阳虚外感，当然应该扶阳解表，采用麻黄附子细辛汤方，用之得宜，一样可以汗出而安。只是这种少阴阳虚体质的人，不应该过用发汗的方法。胡乱发汗，特别容易导致虚脱。

临床上，我们经常见那些边远地区乡村的老年男性，平素怕冷，没精神。到了冬天，就蹲在墙根晒太阳，这些人，有时候不经意间得了一个感冒，就可能危及生命。为什么？

实际上，就是这种人本身少阴阳虚，阳虚感受风寒之邪以后，阳气虚脱了，尤其是如果再过分用一些解热镇痛药，打一些退烧针，往往一身大汗，就可以导致虚脱，甚至可以危及患者的生命。这个时候，按中医的办法，应该用四逆汤了！即所谓"急温之，宜四逆汤"。

第三种类型，是少阴阴阳俱虚体质。

少阴阴阳俱虚体质的人，阴阳都虚了，有的体型胖，有的体型瘦，精力也不行，体力也不行，往往是面色黧黑，又怕冷又怕热，这样的人性功能也不好，还特别爱困，有的人晚上心烦，睡不着，白天神疲思睡，打不起精神。这种人经常就是阴阳俱虚的体质。《伤寒论》讲"少阴之为病,脉微细,但欲寐也",脉微细就提示虚得很厉害,"但欲寐"就是神疲思睡,是少阴阴阳俱虚,精气不足,精不养神,所以精气神不行了。

少阴阴阳俱虚体质的人,就应该吃肾气丸,补肾,阴阳同补。好多老年人,就是这样的情况,适合用温阳补肾的肾气丸。

我们说《三国演义》中江东的老臣张昭,可以算这种体质类型的代表吧!这种体质,多见于老年人。因为肾虚,而"肾在志为恐",容易表现为恐惧胆小等。就像张昭一听说曹操带百万大军来犯,就惶惶不可终日。老年人一般比较体虚,所以,好多老人都是这种少阴阴阳俱虚的体质。这种阴阳俱虚的体质,往往表现为既怕冷,又怕热,没精神,还睡不好觉。所以,可以用肾气丸这一类的药来调补。

临床治疗老年病,比如,老年脑病痴呆、颤证,还有小脑梗塞"风痱"等,我常用地黄饮子配合补阳还五汤等,常有良好效果。再如,老年男性,畏寒怕冷,上厕所滴滴答答的,夜尿多,排尿不净,又没精神,治以肾气丸,也就能改善临床症状。这就是少阴阴阳俱虚体质。

厥阴体质

厥阴体质也是分三类。

第一种类型,是厥阴肝旺体质。

厥阴肝旺体质,可称为张飞型体质。

这一类体质的人，身体很棒，体型也丰满，平常面红目赤，就如民间说书的描述的，面似紫阳而黑中透亮，在戏曲人物中，都是些绿胡子的，黄胡子的，红胡子的，都是这种体质的性格，这种人容易烦躁易怒，特别容易冲动。

张飞型这种体质的人，临床观察发现：容易得高血压，容易发生脑出血这类的病，所以经常表现为镇肝熄风汤证。因为素体肝旺，肝气克伐脾胃，也可表现为四磨汤证。

第二种类型，是厥阴阴虚肝旺体质。

这种厥阴阴虚肝旺体质的人，与张飞型体质相比，体质会稍微弱点，既有张飞的特点，又有诸葛亮的特点。这就是厥阴阴虚肝旺体质。

这种体质类型的人，体质相对就弱，一般说，体型就比较瘦，也常见面红，目赤，怕热，性格急躁，我们称之为祢衡型。祢衡，也就是《三国演义》里击鼓骂曹的那位名士祢衡。

若是一般人的话，即使受到曹操不公正待遇，也绝不会去裸体击鼓骂曹，而祢衡这个人，素体阴虚肝旺，控制情绪的能力比较差，所以一旦遇到不公平的事，就会表现得特别突出。因为控制情绪的能力差，实际上，也为自己后来招来杀身之祸。招惹杀身之祸与其性格特点有关。像祢衡这样的人，如果在今天来看，特别容易得高血压，得了高血压，就经常表现为天麻钩藤饮证，或者是建瓴汤证。

第三种类型，是厥阴阳虚肝旺体质。

阴虚可以肝旺，实际上阳虚或阴阳俱虚，也可以表现为肝旺。这种体质类型的人，本身怕冷，性格暴躁易怒，就如《三国演义》中的人物曹操，也有容易冲动的性格。

　　这种厥阴阳虚肝旺体质的人，像曹操这样的人，性格暴躁，也容易得脑血管病，还有就是头风这样的病。常表现为潜阳丸或者是参附龙牡汤证等。

　　我早年曾经治过一个我们老家的人，也就是河北邯郸肥乡县赵云堡村，后村里有个姓马的老先生，七十多岁了，说从十几岁就开始，腰膝酸冷，阴囊出汗，现在又得了高血压病，腿也有点肿，小便夜尿也频多，睡眠还不是太好，辨证为肾阳虚，虚阳浮越，所以我就给他用了金匮肾气丸，再配上磁朱丸。

　　磁朱丸就是由磁石、朱砂、神曲这三味药组成的，结果吃了两盒金匮肾气丸以后，这些症状就已经明显改善了，吃到四盒药以后，这个老先生说："哎呀！赵大夫，一下给我治好三样病！"我说："治好了哪三样病呀？"马先生说："一个头晕治好了，一个腿不肿了，还有从十四岁就开始的阴囊出汗也好了。"

　　实际上，这就是阳虚肝旺的体质，可见于好多老年男性。尤其是老年高血压病，老年前列腺肥大，老年肾功能减退的人，更可能出现这种阳虚肝旺的证候。

　　这种阳虚肝旺体质类型的人，更容易出现虚阳浮越这样的证候。中医辨证之中，本身就有辨体质、辨病的复杂内涵。

综上所述，我们介绍了三阴三阳体质不同体质类型的特点。三阴三阳体质分类，哲学基础就是"道生一，一生二，二生三，三生万物"的哲学思想。人群体质可以先分成三阴三阳六大类，六类再三分，实际上是十八个类型。临床观察发现，三阴三阳这十八类体质，基本可以涵盖人群的全部类型。

这也就是说，每一个人都可以在这十八类型里，找到跟自己相类似的体质类型。而且十八类型以外，一般来说，还很少会出现复合体质类型。

临床观察发现，三阴三阳不同的这个体质类型，容易感受的外邪不同。例如，太阳卫阳不足的体质，也就是歌星邓丽君这样的体质，就容易感受风寒之邪；若是太阴脾虚的体质，就容易感受暑湿之邪；若是少阴阳虚体质，就容易感受风寒之邪；若是太阳卫阳太过的体质，特别容易感受温热之邪、风热之邪。

因为不同体质的人，容易感受的外邪不一样，发病后所出现的证候特点也不一样。实际上，即使感受的是同一种外邪，如果体质不一样，临床表现出的证候也常常有差别。比如，同样是感受风寒之邪，如果是太阳卫阳太过的，就容易得麻黄汤证，太阳卫阳不足的，就容易得桂枝汤证，如果是太阴脾阳虚体质，也容易得桂枝汤证。而少阴心肾阳虚体质，感受风寒，则容易得麻黄附子细辛汤证。同样感受风寒之邪，不同体质表现出来的方证和证候特点也不一样。

临床体会：三阴三阳体质分类的方法，无论对我们日常养生保健，还是临床诊病、辨证治疗、选方用药，都是具有非常重要的指导意义。

D第八讲
IBAJIANG

三阴三阳辨证方证论

三阴三阳辨证方法，就是一般人常说的六经辨证。实际上，很少有人能够说清楚，究竟什么是六经辨证。

那么，究竟什么是六经辨证，也就是什么是三阴三阳辨证方法？

我说："三阴三阳辨证方法就是在辨三阴三阳六系统病变的基础上，参照患者的体质类型，所进行的方剂辨证，又叫'辨方证'，也称'汤方辨证'。这就是所谓三阴三阳辨证'方证论'。"

我们常说，所谓证候就是不同致病因子作用于不同体质的人，导致发病后所表现出的状态。这个状态，是要通过一系列症状、体征以及舌象、脉象等表现出来。这个由症状、体征、舌象、脉象构成的状态也就是证候，可以通过特定的方剂解决，那么这个证候就可以成为方证。三阴三阳辨证方法，除了要辨三阴三阳系统病变与三阴三阳体征以外，重点就是要辨这种方证。

辨方证实际上是三阴三阳辨证方法的核心内容。强调"有是证，用是方"，所以，最能突出中医个体化治疗的优势，临床行之，常常是效如桴鼓。所以，我们北京中医药大学东直门医院中医内科老前辈胡希恕先生认为，辨方证是辨证论治的捷径。

1995年6月，在博士论文答辩过程中，路志正先生是主任委员，专家还有吉良辰、余瀛鳌、安邦煜、晁恩祥、田德禄教授等。路老所提的问题，就是谈谈对辨方证的理解。我说辨证论治是中医特色，而辨方证思维也是辨证论治的重要形式。如果说郑州到北京有多种路径，但京广线坐火车最直接。那么辨方证就像京广线坐火车从郑州到北京一样。实际上，也是强调辨方证是辨证论治的最直接的路径。

伤寒大家刘渡舟教授也强调辨方证，选方用药的临床价值，同时更提出抓主症才是辨证论治的最高水平。但实际上，抓主症也是经方应用的主要临床思路之一。而且辨方证临床思维，本身就包含抓主症的思路。《伤寒论》论小柴胡汤所谓"但见一证便是，不必悉具"，实际上所谓的"一证"一定是能够反映疾病核心病机与证候本质的主症。

但应该指出的是，这个辨方证，也一样不能过分拘泥，也不能完全脱离辨病、辨体质而讨论辨方证。我们常说，三阴三阳辨方证，应该是在辨三阴三阳六系统病变的基础上，以辨六系统病变和辨体质为纲，辨方证为目，辨证选方，随证加减，这也就是说，我们在临床上，并不是在遇到一个病人以后，就要把所有的方证挨着一个一个地在大脑中过一遍，辨证选方。实际是应该首先辨是哪个系统病变，是太阳系统病变，还是阳明系统病变，或是少阳系统病变，还是太阴系统病变、少阴系统病变、厥阴系统病变，然后在辨系统病变的基础上，再结合着三阴三阳不同的体质类型，进一步再分辨是哪一个方证，以辨证选方。

比如说，某一个外感病患者来诊，发热、恶寒，头痛身痛，应该首先看属于三阴三阳六系统病变中的哪一个系统病变，进一步则应该看患者属于三阴三阳体质类型中的哪一种体质类型。如果属于太阳系统病变，我们进一步就看是太阳卫阳充实的体质，还是卫阳不足的体质，或是太阳卫阳太过的体质。

如果是太阳卫阳充实的体质，临床表现为发热恶寒、身疼痛，同时，无汗出，脉浮紧，那么我们说属于太阴病的伤寒，就可辨为麻黄汤证，治疗当然应该用麻黄汤。如果患者头项强痛症状突出，表现为项背强几几，那么我们就可辨为葛根汤证，治疗应该用葛根汤方。

如果是太阳卫阳不足的体质，临床表现为发热、恶风、脉浮缓，有汗出，那我们说是太阳病的中风，就可辨为桂枝汤证，治疗当然应该用桂枝汤。如果患者表现为项背强几几，那么我们就可辨为桂枝加葛根汤证。

临床选方用药，究竟是用麻黄汤还是用桂枝汤？是用大青龙汤还是小青龙汤？是小柴胡汤还是大柴胡汤？是麻黄附子细辛汤还是麻黄附子甘草汤？辨方证固然重要，但首先还是应该明辨三阴三阳六系统病变，同时，我们要参考三阴三阳的体质类型，并在此基础上，辨方证，选效方。所以说，我们强调三阴三阳方证论，不是仅仅强调辨方证，而是要以辨三阴三阳系统病变和辨体质为纲，辨方证为目，辨方证应该与辨体质、辨病相统一。

事实上，不同体质的人，即使出现同样的方证，治疗起来也不是完全一样的。例如，阳明体质的人，可以出现小柴胡汤证，而少阳体质的人也可以出现小柴胡汤证。这个时候，我们虽然都可用小柴胡汤，但具体加减用药，常常就不完全一样。

而不同的疾病，出现一样的方证，具体选方用药与用药的反应往往也不完全一致。如同样表现为小柴胡汤方证，在不同的疾病中出现了同样的小柴胡汤证，具体处方可能就会有所不同。

比如说，感冒以后，特别容易出现发烧、恶寒、恶心、胸闷这些症状，那我们说已经具备了这个外感的小柴胡汤证的表现，就是半在里半在外的小柴胡汤的方证。这时候，我们可以用小柴胡汤治疗。

而另一些中年女性得了泌尿系感染之后，咱们中医叫热淋，经常表现为尿频、尿急、尿痛，但也可以有发热、寒战、恶心、口苦、头晕这些症状，我们说也具备了小柴胡汤方证的表现。这个时候，我们也可以用小柴胡汤治疗。

但因为感冒的基本病机是邪犯肺卫表证，治疗当以"其在皮者，汗而发之"为法，所以，可以用小柴胡汤加上荆芥、防风等药物，用之得宜，常常可以一汗而解。热淋的核心疾病是膀胱有热，气化失司，治疗当以清热利尿通淋为法，所以用小柴胡汤常常需要配合四苓散、六一散，或加用土茯苓、连翘、白花蛇舌草等这些清利湿热、利尿通淋的药，才能取得比较好的疗效。

如果肝癌患者，也出现了胸胁疼痛、口苦咽干、呕而发热等症状，应该说也具备了小柴胡汤方证的典型表现。这个时候，如果要应用小柴胡汤，可能也有疗效，但绝对不可能像感冒应用小柴胡汤那样，能够一汗而解。

所以，我们讨论三阴三阳辨证方法，重视辨方证，并不是没有或是忽视这个辨病的意思，同时，也不能忽视辨体质。辨方证作为辨证论治的一种特殊形式，实际上是与辨体质、辨病相统一的。因为患者有三阴三阳这种体质，所以才发生了三阴三阳这个系统病变，因为是这个体质，得了这个系统病变，才表现为这个特定的方证。辨体质、辨病、辨证应该相统一。因此，我们把三阴三阳辨证这种辨证方法，称为辨体质、辨病、辨证"三位一体"的诊疗模式。

D 第九讲
DIJIUJIANG

《伤寒论》三阴三阳辨证方法及其应用

在此，咱们按照太阳病、阳明病、少阳病、太阴病、少阴病、厥阴病这样的次序，对三阴三阳辨证方法及其在《伤寒论》原书中的应用，进行串讲。

太阳病相关方证

第一个方证就是太阳病中风证。

太阳病中风证，最常见于太阳卫阳不足体质的人，也就是邓丽君型体质的人。这种体质的人本身体质比较弱，感受风寒之邪以后，就出现发热、恶风、脉浮缓，经常出汗。这个时候，应该用桂枝汤来治疗。

临床也有一些病人除了典型的桂枝汤证表现以外，经常还有"项背强几几"（shushu），有人说应该读"项背强几几"（jiji），可以理解为太阳病中风经输不利证。实际上，应该读项背强几几（jiji）。在《诗经·豳风》里就有记载，叫"赤鸟几几"，解释是：

沉重貌。就是说，感觉到颈项强直，这种不舒服的感觉，就叫"项背强几几"。这个时候用什么方？就用桂枝加葛根汤。

实际上，这个桂枝加葛根汤，我们也经常加减变化，用于治疗颈椎病等，常能取得很好的疗效。尤其是落枕急性期的时候，要配合针灸效果就更好。这叫桂枝加葛根汤证。

太阳病伤寒证，则是外感风寒的另一种情况。假如是太阳卫阳充实体质的人，就是赵子龙型的体质。这种人身体特别棒，如果感受了风寒之邪以后，就特别容易出现恶寒、高烧、无汗、头痛、身痛、腰痛、脉浮紧这样的表现，实际上就是麻黄汤证。麻黄汤本身发汗解表作用还是比较强的。如果他也出现了"项背强几几"这种表现，头项强痛，脖子硬特别明显，这个时候我们就可以用葛根汤治疗。

葛根汤是治疗外感风寒感冒非常常用的一个方剂，颈椎病也经常可用这个方剂。现在很多人到日本去旅游的时候，常到药妆店里就买些葛根汤回来。这说明葛根汤，确实还是有很大需求的。尽快研发中国自己的经方复方颗粒剂，是中医药界义不容辞的责任。

另外，还有就是太阳病温病。这种情况多见于太阳卫阳太过体质的人。本身肺热比较盛，平常不怕冷，怕热，特别容易感受风热之邪，温热之邪，所以，就表现为发热重，恶寒轻，或者发热口渴、咽痛，或者没有明显的恶寒这个症状，这个时候，实际上就可以借用后世温病学家《温病条辨》的银翘散来治疗。

但是，实际上，这一体质类型的人也可以感受风寒之邪。如果感受风寒之邪以后，因为本身卫阳就比较亢盛，就特别容易入里化热，入里化热以后，就会出现一些咳嗽、气喘、咳吐黄痰等症状，或者有鼻塞，鼻子不透气，这个时候，就经常可以用麻杏石甘汤来治疗。

麻杏石甘汤既是治疗肺炎常用的方，实际上对外感风寒内有郁热，或者是风寒入里化热所致的病症，包括普通感冒、急性鼻炎的患者，麻杏石甘汤效果也是非常好的。

另外，在《伤寒论》太阳病篇，原书里还收载了其他大量的桂枝汤变方等。例如，"喘家作，桂枝汤，加厚朴杏子佳"，就是本来有喘证，存在咳喘的旧病，像慢性气管炎这些病，又因为外受风寒，急性发作了，这个时候就可以用桂枝汤再加上厚朴杏子以解表散邪、宣降肺气以平喘。所谓杏子就是杏仁。

《伤寒论》太阳病篇还有著名的大青龙汤证和小青龙汤证。其中，大青龙汤，一般主要讲"寒闭其热"或曰"寒闭阳郁"，小青龙汤叫"寒闭其饮"。什么意思？就是大青龙汤、小青龙汤都有外感风寒的症状。但是，大青龙汤是外感风寒表实证以后，同时有入里化热的趋势，卫阳郁闭了，所以，脉浮紧，发热恶寒，身疼痛，不汗出而烦躁。

这个时候，咱们就可以用大青龙汤，病人常常可以一汗而解。而小青龙汤，也有表寒的临床表现，外边有寒"伤寒表不解"，但同时里边又"心下有水气"，所以常见咳嗽、喘、胸闷、咳吐白痰，尤其是白色清稀的痰，这说明里有寒饮。正应了《内经》的一句话叫："形寒饮冷则伤肺。"外边受风寒了，里边又有寒饮内停，这个时候用小青龙汤治疗，就比较合适。外散风寒，在内温化寒饮，可以止咳平喘。

所以，一个是"寒闭其热"，一个是"寒闭其饮"。"寒闭其热"的叫大青龙汤证，"寒闭其饮"的叫小青龙汤证。大青龙汤主要治疗外感表实证，也可用来治疗像溢饮这样的病症。而小青龙汤主要用于气管炎、慢支、肺气肿、肺心病急性发作的这些患者。而过敏性哮喘里属于寒哮的患者，采用小青龙汤治疗，也常有比较好的疗效。

说起这个大青龙汤，还有一个故事。据传，开国领袖毛泽东曾经得了感冒，风寒发高烧，经过多位中西医来会诊治疗，效果不好。后来就请山东刘惠民先生来会诊，刘惠民先生一看发烧比较厉害，头身痛，出汗少，所以就诊断为"寒闭其热"，然后，就大胆采用大青龙汤，结果，服完这个大青龙汤以后就一汗而解。由此可见，中医在治疗这些外感病方面，还是非常有优势的。

另外，就是麻杏石甘汤，《伤寒论》原用治"汗出而喘，无大热者"，强调了治"喘"，所以，像肺炎这一类病，支气管肺炎等，经常可以用麻杏石甘汤来治疗。实际上，这个方用于风寒入里化热的这种感冒，急性鼻炎、咽喉炎也是有疗效的。我们临床常用来治疗神经性遗尿、分作性睡病等，都有较好疗效。以咳嗽为主症，实际上也可以用麻杏石甘汤来加减，有时候也经常能取得比较好的疗效。

此外，在太阳病篇里，有一个白虎汤证的条文。还有，白虎加人参汤、小柴胡汤证也都在太阳病篇，因为太阳病篇分三篇，有上篇、中篇、下篇。其中，"伤寒，脉浮滑，表有热，里有寒，白虎汤主之"，这个条文的争议非常大。前文已经讨论过，原文应该是"伤寒，脉浮滑，表有寒，里有热，白虎汤主之"。

至于白虎汤这个条文，为什么不放在阳明病篇而放到太阳病篇？咱们说了，阳明病是"胃家实是也"，是胃肠壅实不通，必须表现为大便不通。所以，有好多人认为阳明病分阳明经证和阳明腑证，但这种认识并不是《伤寒论》原书的意思。

《伤寒论》原书白虎汤的条文，在阳明病篇里只出现一次。白虎汤主要是用治三阳合病"口不仁，面垢，腹满身重"者，并不是什么阳明经证。而在《伤寒论》太阳病篇里，则主治"伤寒，脉浮滑，表有热，里有寒"。这个"伤寒"，究竟是什么内涵？

我们说，这个冠以"伤寒"的条文，本身就应该是一切外感病的总称。这个外感病里包括了多种感染性疾病，像肺炎这样的病，也应该包括多种传染性疾病，像流脑和乙脑等传染病。

1956 年和 1959 年期间，石家庄、北京地区都流行过乙型脑炎。当时，中央人民政府非常重视，石家庄的郭可明先生就是用白虎汤解决了乙型脑炎，疗效也非常好，受到中央领导的高度评价。

所以，白虎汤所治疗的这个伤寒，决不应该仅仅是狭义伤寒，外感风寒之邪，而应该是广义伤寒，即一切外感病的总称，实际包括了多种感染性疾病和烈性传染病。

那么，怎么理解"伤寒，脉浮滑，表有热，里有寒，白虎汤主之"这个条文？这个"表里"是八纲辨证的"表里"吗？我们说："不是八纲辨证的'表里'。"按照八纲辨证的理念，如果表有热，里有寒，那当然不应该用白虎汤。因为白虎汤本身就有清泄里热的作用。

那为什么《伤寒论》原书上明确说"表有热，里有寒，白虎汤主之"？这一点包括宋代林亿校正《伤寒论》的时候，就怀疑表里两个字写错了。表，原指衣服之表，里，原指衣服之里，表字与里字，即繁体字"裏"，字形相似，所以就容易搞错。所以，《伤寒论》白虎汤条文应该是治疗"伤寒，脉浮滑，表有寒，里有热"。

按照我们现代八纲辨证的理念，"表有寒，里有热"应该用麻杏石甘汤或后世名方防风通圣散呀！《伤寒论》为什么说要用白虎汤呢？实际上，在《伤寒论》原书里面，表也好，里也好，虚也好，实也好，这与现代八纲辨证里面的表、里、虚、实是完全不同的概念。在八纲辨证里面，表里是指表证和里证，而在《伤寒论》里面的"表"表示外边的意思，"里"则是里边的意思。"表有寒，里有热"，那外边有寒，里边有热，提示确实是内热，当然应该用白虎汤。那"表有寒"又是什么意思呢？外边有寒，是外边有寒的症状，并不是寒邪在表。什么是外边有寒的症状？

例如，《伤寒论》太阳病篇里的白虎加人参汤谈适应证的时候，就提到"时时恶风"，"时时恶风"是不是表有寒的表现？还有"背微恶寒者，白虎加人参汤主之"，"背微恶寒"是不是表有寒？

另外，在《伤寒论》厥阴病篇里还有一个条文，叫"脉滑而厥者，里有热，白虎汤主之"。明确提出白虎汤的这三个条文，其中就有一个厥阴病篇的"脉滑而厥者"，就是"脉滑"同时出现四肢厥冷，这是为什么？是"里有热"，就是证明了这个条文中的"里有寒"应该是"里有热"。

"里有热"而出现手足厥冷，这叫什么？真热假寒故也。手足厥冷是什么？就是外边有寒。所以"表有寒，里有热，白虎汤主之"，这样就比较好理解了。因为白虎汤本身有清泄里热的作用。如果里热比较盛的话，阳气就会被抗拒，所以会出现手足厥冷，或者是卫表之阳气伤了以后，又会出现"时时恶风"，或者是"背微恶寒"，这些都是外表有寒的表现。

此时，并不是真正的外表有寒邪，而是"里有热"，表现"时时恶风""背微恶寒""手足厥冷"，这个时候应该就以清里热为主，所以只能用白虎汤治疗。

临床上，对这种里热炽盛导致的手足厥冷，应用白虎汤治疗是非常有疗效的。

例如，乙型脑炎里许多患者，确实可以表现为白虎汤证，但是同时也经常有惊厥，或四肢厥冷这些症状。这个时候用白虎汤，还是非常有疗效的。

至于白虎汤这个处方，由石膏、知母、粳米、炙甘草组成。这个粳米也非常有意思。煎服法要求"米熟汤成"，不仅仅体现了张仲景重视护胃气、重视存津液的思想，而且据说粳米和石膏同煎，有利于生石膏里有效成分的溶出。所以，我们对此应该给予充分重视。

在临床上，就曾经用白虎汤也治好过一例肠伤寒。现代医学的肠伤寒，中医讲是湿温。这位青壮年男性病人，患肠伤寒，已经用过氯霉素、氨卞青霉素，效果不好，仍然发高热，口渴多饮，烦渴。当时，就是用了白虎汤。因为医院药房没有粳米，就按照张锡纯的《医学之中参西录》用山药的思路，处方白虎汤加天花粉和山药，结果迅即起效，很快热退身凉，取得了非常好的疗效。

实际上，生山药，或者粳米这些药的运用，对生津液、护胃气，都是非常有意义的。

阳明病相关方证

阳明病的典型表现就是"阳明之为病，胃家实是也"。

阳明腑实证

"胃家实"的主要表现就是大便不通。在大便不通的同时，经常伴有腹胀或者腹痛。如果是外感热病的话，经常还会有潮热、汗出、神昏、谵语、手足濈然汗出这些表现。

"胃家实"最典型的证候，就是"胃家实"大承气汤证。大承气汤证有什么表现？一般是表现为除了腹胀以外，还有腹痛。

例如，绕脐腹痛，或者腹胀痛，抑或是一摸肚子，顶手，拒按，特别是肌紧张很明显，甚至可能会见到"必有燥屎五六枚"，就是能摸到这个肚子里有燥屎结成块的这种情况。这经常就是大承气汤的腹证表现。提示什么呀？提示阳明病胃肠结热已经形成了燥屎，属于燥屎和邪热相结。

实际上，伤寒也就是外感病阳明腑实证，还会有一些所谓"外证"。"外证"就是发热、汗出之类的症状。大承气汤证的发热、汗出，就经常表现为潮热、手足濈然汗出，而且还会有神昏、谵语这些表现。而这个时候的脉象，一般是沉实有力的，或曰脉沉迟。这种情况就需要用大承气汤治疗。

实际上，阳明腑实证，类似于大承气汤证，但如果还不太典型，这种情况就可能是燥屎还没有形成，可能是大便已经成硬了。这种时候，如果表现为潮热、汗出，有神昏、谵语，但是脉象稍有点儿弱，例如，表现为脉滑而疾者，就是有虚象，这个时候，就不敢直接用大承气汤，怎么办？可以用小承气汤微和胃气。小承气汤，虽然没有大承气汤力量大，但也可以通腑泄热，也能通大便。

所以，小承气汤适用于阳明腑实证，临床表现为腹胀满，或者有潮热、汗出、神昏、谵语等症，具有类似大承气汤证的证候。但是，脉象不是表现为沉实，这个时候就可以用小承气汤微和胃气。

至于调胃承气汤证，病情就比较轻了。按照《伤寒论》原书所论，经常是太阳病转属到阳明，表现为蒸蒸发热，或者是也没有呕吐，也没有大便，同时表现为心烦的，或者腹胀满，肚子有点胀满，这个时候，就可以用调胃承气汤治疗。应用调胃承气汤，重点在清泄结热，并不以通腑、通大便为目的。在《伤寒论》调胃承气汤方后注里边，就没有像大承气汤、小承气汤方后注那样强调中病即止，以利为度等。

现代中医，有好多人喜欢医药测证的思维，根据大承气汤由大黄、芒硝、枳实、厚朴组成，小承气汤由大黄、枳实、厚朴组成，而调胃承气汤是由大黄、芒硝、甘草组成，就说大承气汤治疗痞、满、燥、实、坚俱备者，调胃承气汤治疗燥实者，小承气汤治疗胀满者，这些认识都是非常错误的。

"以药测证"往往靠不住，就是因为脱离了《伤寒论》原文的基础，实际上，往往也不符合临床实际。况且，还有人用《本草纲目》，甚至中药学教材所论述中药功用来解释经方方证，怎么可能不出错呢？

以上，讨论的就是阳明病最典型的"胃家实"的证候。大承气汤证病情最重，大承气汤攻下通腑泄热的力量最强。小承气汤证病情稍轻，攻下通腑泄热的力量稍弱，但也可以通腑，通大便。调胃承气汤证病情最轻，主要是以清泄结热为目的。所以，临床上我们应用调胃承气汤治疗糖尿病合并牙周炎、口腔溃疡等，常有良好疗效。

阳明病脾约证

"脾约"是因为本身胃肠有热，导致脾为胃行其津液的功能受到了制约。

脾与胃相表里，实际也是一对矛盾体。脾主升，胃主降，胃肠通降气机，而脾能为胃行其津液。这个是脾胃生理。

在病理情况下，如果胃肠有热的话，脾为胃行其津液的能力就减退了。所以，就会出现一般人所说的津液"偏渗膀胱"，所以，表现为大便干而小便数。这实际上就是脾行津液的能力受到了制约，所以叫"脾约"。这个时候，就会表现为："趺阳脉浮而涩，浮则胃气强，涩则小便数，浮涩相搏，大便则硬。"典型的特点还是大便干结，同时，小便次数多。

这种情况，常见于阳明胃热阴虚体质者，尤其是老年人。临床上发现，习惯性便秘一般多发于老年人，包括老年糖尿病的患者、老年前列腺肥大的患者。这些人，就经常会出现大便干、小便次数多这种情况。实际上就是胃肠有结热，脾为胃行其津液的功能受到制约了。那这个时候怎么治疗？就应该用麻子仁丸来治疗。

麻子仁丸也有中成药，叫麻仁滋脾丸、麻仁润肠丸。它的药物组成，除了有火麻仁以外，还具有小承气汤的基础，内含大黄、枳实、厚朴，另外，还有杏仁、芍药、白蜜这些药。一方面可以清解胃肠结热；另一方面，具有滋阴润脾作用。所以，后人又称麻仁滋脾丸。该方用于治疗老年习惯性便秘，包括前列腺肥大伴有大便秘、小便次数多者，经常能取得比较好的疗效。

火麻仁是一味好药，研究发现：它不仅仅可以润肠通便，而且还具有抗衰老作用。

而《伤寒论》阳明病篇最后一个条文，还指出：

"阳明病，自汗出，若发汗，小便自利者，此为津液内竭，虽硬不可攻之，当须自欲大便，宜蜜煎导而通之。若土瓜根及与大猪胆汁，皆可为导。"

此阳明病就是阳明体质为病，包括阳明胃热体质或阳明阴虚胃热体质之人为病，如果自汗，再行发汗，出汗多，小便利，就容易伤津液，进一步就容易出现大便干结，排便困难。怎么办？参考温病学家的观点内服药，当然应该给予增液行舟之法，但《伤寒论》主张应蜜煎导之法，这就类似于现在用开塞露塞肛通大便的思路。土瓜根与猪胆汁，都有润滑作用。现在常用灌肠通便之法，也常有立竿见影之效。

阳明病寒实证

阳明病寒实证，本身可能表现为大便不通，或者是出现所谓"食谷欲呕，属阳明也"，就是说一吃东西就想呕吐，或者表现为胃冷痛，或者吐酸水等。但是因为不是太阴病，胃有寒而脾不虚，所以就没有腹胀腹泻的症状。大便总的来说，或者是偏干，或者是正常。

这个时候，就经常可以用吴茱萸汤。所谓"食谷欲呕，属阳明也，吴茱萸汤主之。得汤反剧者，属上焦也"。这种情况，就是吴茱萸汤证，本身是一个胃寒，胃气上逆所导致的证候。所以治疗可用吴茱萸汤，一方面温中散寒；另一方面，还有非常好的和胃降逆止呕的作用。至于这个"得汤反剧"，可能是药物反应，即使暂时看症状加重，但接下来疗效就会逐渐显示出来。也有把"属上焦"解释为病位偏上，或者说有痰饮等病理产物在胃上口，所以服用吴茱萸汤，重用生姜等温胃化饮，反可呈现"上越"之势，而表现为"得汤反剧"。

还有一种情况，阳明病寒实证，如果出现大便不通，尤其可表现为胁下偏痛，像这个胆囊炎、胆石症等，就经常有这个胁下偏痛，伴发热恶寒，大便不通，一摸脉，脉象沉弦，或弦紧这种情况，此即大黄附子汤证。实际上，就常可以用大黄附子汤来治疗。

所谓"胁下偏痛，发热，其脉紧弦，此寒也，以温药下之，宜大黄附子汤"，这是《金匮要略》里的条文。实际上这种情况，在临床上很常见。临床上经常喜欢用大黄附子汤治疗各种单侧疼痛的这类型病人，例如，单侧的胁痛、单侧的腰腿痛等，皆有卓效。

比如，泌尿系结石肾绞痛，常表现为单侧腰痛、腹痛，胆囊结石、胆囊炎、胆道感染等病所致的胁痛，也常是单侧胁腹部疼痛，还有腰椎间盘突出合并腰腿痛、坐骨神经痛等，也表现为单侧的下肢冷凉疼痛，我们经常用大黄附子汤加减，常能取得非常好的疗效。

实际上，这个经验，是我从日本汉方医家矢数道明先生那里学的。矢数道明先生常用大黄附子汤治疗多种偏侧疼痛。基于此，临床上用于治疗多种单侧的疼痛，同时有寒实证者，只要表现为冷痛，畏寒喜暖，大便不稀，就可用大黄附子汤，确实有非常好的疗效。

阳明病篇发热三方

所谓阳明病篇发热三方，是指白虎加人参汤、栀子豉汤、猪苓汤。在介绍白虎加人参汤以前，咱们先介绍一下阳明病篇白虎汤证。

白虎汤在《伤寒论》阳明病篇，主要是用来治疗三阳合病发热者。

关于《伤寒论》阳明病篇三阳合病，原书指出："三阳合病，腹满身重，难以转侧，口不仁，面垢，谵语，遗尿。发汗则谵语，下之则额上生汗，手足逆冷。若自汗出者，白虎汤主之。"所治为三阳合病，并不是什么阳明经证，或者说阳明热证。

什么是三阳合病？我们解释过，合病就是以一个系统病变为主，又影响到了其他系统，出现了其他系统病变的症状，这个就叫合病。

三阳合病呢？实际上是，阳明系统病变，内热炽盛。但其邪热充斥全身，同时，已经影响到了太阳和少阳多个系统，所以表现出的症状就比较复杂。这个时候，因为还是以阳明系统病变为主，所以咱们就以白虎汤为主，以清泄结热为主。当然，这个清泄结热，与调胃承气汤的"蒸蒸发热"还是有区别的。这个"结热"，不存在胃肠腑实与邪热相结的情况。

当然，研究发现：这个白虎汤里面，生石膏如果用量比较大的话，也有通大便的作用。所以虽然不是泻下药，但对这个阳明邪热内盛，也可有比较好的疗效。

以下，咱们就接着介绍阳明病篇的发热三方。即所谓栀子豉汤、白虎加人参汤和猪苓汤。

《伤寒论》阳明病篇有几个条文，指出：

"阳明病，脉浮而紧，咽燥口苦，腹满而喘，发热汗出，不恶寒，反恶热，身重。若发汗则躁，心愦愦，反谵语。若加烧针，必怵惕烦躁不得眠。若下之则胃中空虚，客气动膈。心中懊侬，舌上胎者，栀子豉汤主之。"

"若渴欲饮水，口干舌燥者，白虎加人参汤主之。"

"若脉浮发热，渴欲饮水，小便不利者，猪苓汤主之。"

此阳明病，实际上是阳明胃热体质者发病。阳明胃热体质患病，并不都是阳明腑实证，也有表现为脉浮而紧、咽燥口苦、腹满而喘、发热汗出、身重者。发汗治法、烧针治法，还有泻下治法，皆非所宜。如果误用下法，邪热内陷，热郁胸膈，就可表现为心中懊憹、舌苔厚腻等。此即栀子豉汤证。基于《伤寒论》原书有关论述，栀子豉汤主要适用的是所谓胸膈郁热证，表现为心烦、心中懊憹、反复颠倒者。栀子豉汤最典型的腹证特点是什么？《伤寒论》指出："按之自濡，为虚烦也。"此"虚烦"，不像大承气汤证那种，烦躁不安伴有腹满胀痛。那种大承气汤证的烦躁不安，一摸肚子是硬的，抵抗感很明显，常存在肌紧张，腹部有拒按的表现。而栀子豉汤，摸其心下，按之自濡，腹部是软的，按之软，就称为"虚烦"。如果是按之硬，就应叫"实烦"。

所以，"虚烦"就可以用栀子豉汤治疗。这个栀子豉汤，是一个非常好的治疗热病的一个方药，赵绍琴教授最喜用此方治疗外感发热。我们临床上，常借用治疗神经衰弱，表现为心烦、睡眠不好、辗转反侧，舌苔腻，或黄或黄白相兼者，经常可取得很好的疗效。

应该注意的是，栀子药性苦寒，本身就有通大便的作用，用药用量大，或用药时间较久，有可能损伤脾胃。所以，在《伤寒论》原书上就说"其人旧微溏者"，不可与服之，意思就是说，如果本身平素大便就偏稀，要用栀子的时候，就需要特别小心。临床上，我们一般都用炒栀子，另外，就是应该注意剂量不可过大。

白虎加人参汤证，综合《伤寒论》原书包括太阳病篇、阳明病篇、厥阴病篇所论，则常表现为发热为主，烦热，口渴多饮，甚至口渴欲饮水数升，一般来说是喜冷饮，口干舌燥，汗出多，不恶寒，或背微恶寒，或时时恶风，脉洪大等。原书强调口渴，提示邪热损伤了津液，原书强调背微恶寒，时时恶风，提示邪热损伤了气，包括卫气等。而"脉洪大"，有许多学者与我们现在理解的实证热证"脉洪大"不一样。结合脉洪大，提示实热证基本面以外，有虚的一面，所以需要用白虎汤加人参，以益气生津、益气固脱。

猪苓汤证，也可发生于阳明胃热类体质者。常见于急性肾盂肾炎等泌尿系感染的患者。这类患者临床经常出现发热、口渴、小便困难症状，这个时候就可以应用猪苓汤，效果往往也是比较好的。猪苓汤处方中，包括猪苓、茯苓、阿胶、滑石、泽泻这些药，其中这个滑石可以宣通九窍，利尿通淋，具有非常好的退热作用。所以，《金匮要略》论百合病变生发热就加滑石。后世许多治疗外感发热的名方，如六一散、鸡苏散、桂苓甘露饮、三石汤、三仁汤、甘露消毒丹、藿朴夏苓汤、蒿苓清胆汤等，都有滑石这个药。许多人认为五苓散是通阳利水，猪苓汤是育阴利水，所以，阴虚水热互结者，可以放心应用猪苓汤。其实，《伤寒论》阳明病篇曾说："阳明病，汗出多而渴者，不可与猪苓汤，以汗多胃中燥，猪苓汤复利其小便故也。"明确指出猪苓汤利小便，可能伤津液。强调阳明胃热体质或阳明胃热阴虚体质，因为本身容易导致阴虚，如果汗多而口渴，就提示津液可能受伤，所以就不可再用猪苓汤。所以，不能认为猪苓汤内有阿胶养阴，就可以随便应用该方利小便。

由此也让我们联想到，《伤寒论》所谓伤寒，所谓外感热病，实际上范围是非常广的，应该包括多种感染性疾病和传染性疾病。像泌尿系感染等，中医病名为热淋，但如果尿频、尿急、尿痛症状不典型，也常被理解为外感热病，被认为是伤寒，当然一定应是属于广义伤寒范畴。

应该指出的是，《伤寒论》阳明病发热，在阳明病篇并不仅仅是栀子豉汤、白虎加人参汤、猪苓汤三方。原书还论及可用麻黄汤、桂枝汤、小柴胡汤等方治疗阳明病包括阳明病发热。

阳明病桂枝汤、麻黄汤、小柴胡汤证

《伤寒论》原书阳明病篇论阳明中风、中寒以及麻黄汤、桂枝汤适应证，指出：

"阳明病，若能食，名中风；不能食，名中寒。"

"阳明病，脉迟，汗出多，微恶寒者，表未解也，可发汗，宜桂枝汤。"

"阳明病，脉浮，无汗而喘者，发汗则愈，宜麻黄汤。"

《伤寒论》认为，阳明病也有中风、中寒之分。其鉴别要点就是能不能吃饭。能进食者，为阳证，所以名曰中风。不能进食者，为阴证，所以名曰中寒。而阳明体质之人为病，如果是感受了风寒之邪，临床表现为脉迟，汗出多，微恶寒，显然属于外感风寒表虚证，当有"卫强营弱，营卫失和"的机制，所以发汗解表，应该用桂枝汤治疗。与此相对，阳明体质之人，感受风寒之后，如果表现

为脉浮，无汗而喘，那就是外感风寒表实证，应为营卫郁闭，肺气不宣，所以治当发汗解表，宣肺平喘，方剂可用麻黄汤治疗。

《伤寒论》原书阳明病篇论小柴胡汤应用，指出：

"阳明病，发潮热，大便溏，小便自可，胸胁满不去者，小柴胡汤主之。"

"阳明病，胁下硬满，不大便而呕，舌上白胎者，可与小柴胡汤。上焦得通，津液得下，胃气因和，身濈然而汗出解也。"

此所谓阳明病，实际就是阳明体质之人为病，但出现潮热、大便溏、胸胁苦满，或见胁下硬满，不大便，呕吐，舌苔厚腻，实际上存在气机郁结，郁热不解，结合脏腑辨证的思路，应该是有肝胆郁热，肝胃不和之病机，这实际上就是小柴胡汤证。服用小柴胡汤，可以清解郁热，疏利气机，调和肝胃。服药后，三焦气机调畅，上焦得以宣通，津液随气机调畅而和顺，胃气也因之和降，则胃肠通降有序，所以，可表现为汗出热退，呕吐止，大便调，则胸胁满闷自除。

阳明病黄疸

《伤寒论》原书阳明病篇指出：

"阳明中风，脉弦浮大而短气，腹都满，胁下及心痛，久按之气不通，鼻干不得汗，嗜卧，一身及面目悉黄，小便难，有潮热，时时哕，耳前后肿，刺之小差。外不解，病过十日，脉续浮者，与小柴胡汤。"

"脉但浮，无余证者，与麻黄汤；若不尿，腹满加哕者，不治。"

此阳明中风，即阳明体质为病，表现为脉弦浮大，短气，腹大满，黄疸等，病机是肝胆郁热为主，存在肝胃不和，脾胃升降失常，胃肠气机不畅，所以，可以用小柴胡汤加减，重点在于清解肝胆郁热，兼以调和肝胃，调畅胃肠气机。通过结合现代临床实际，学习伤寒大家刘渡舟教授经验，即临床常采用柴胡解毒汤之类的方子，随证加用茵陈、虎杖、金钱草、赤芍、丹皮、丹参等，可以明显提高临床疗效。

如果仅仅表现为脉浮，以表证为主，就可用麻黄汤加减。这实际上，仍是"有是证，用是方"的思路。《伤寒论》麻黄连轺赤小豆汤治疗"伤寒，瘀热在里，身必黄"就应该属于类似的情况。如果出现少尿、无尿，腹满，呕哕，则可见于急性肝肾衰竭，或肝肾综合征，所以，治疗非常困难，多预后不良。

应该指出的是，病毒性肝炎这些常见病，尤其是急性肝炎，也常发生于阳明胃热体质者。阳明胃热体质之人，感受湿热外邪，最容易从阳化而归阳明，从而表现为阳黄。患者面色常黄如橘子色，橘子色就是特别鲜亮，黄疸鲜明，小便也黄，眼也黄，皮肤也黄。

这就是典型的湿热黄疸。这种情况确实经常发生在阳明体质的人。至于湿热黄疸的病机，《伤寒论》强调"小便不利"。所以强调"小便不利"的意思，是说小便利则瘀热有出路，就不会引起黄疸。小便不利，瘀热没有出路，参考《金匮要略》所论"脾色必黄，瘀热以行"，提示脾胃湿热内郁，瘀热在里，脾色外见，就会表现为黄疸。

脾胃是属土的。在五行五色里，青、赤、黄、白、黑，这个脾胃对应的颜色是黄色。如果这个脾胃被湿热困住了，湿热又没有出路的话，即为瘀热在里。"瘀热在里，脾色必黄"，就会出现脾色外见，所以就出现黄疸。这是古人对黄疸的一种认识。所以，这个时候治疗的重点是什么？当然还是应该从脾胃论治。"实则阳明，虚则太阴。"如果是湿热阳黄，那应该重点从阳明论治。

《伤寒论》原书上给出了一个非常好的方，那就是茵陈蒿汤。

《伤寒论》原书阳明病篇指出：

"阳明病，发热汗出，此为热越，不能发黄也。但头汗出，身无汗，剂颈而还，小便不利，渴引水浆者，此为瘀热在里，自必发黄，茵陈蒿汤主之。"

《伤寒论》认为：阳明胃热体质之人为病，如果表现为发热汗出，热邪有出路，就不会发黄。如果"但头汗出，身无汗，剂颈而还"，那就是热邪排除不畅，再加上小便不利，邪热更无下行之路，所以，就可以导致"瘀热在里"，这时候就可以用茵陈蒿汤来治疗。

茵陈蒿汤，由茵陈蒿、山栀、大黄这三种药物组成。

其中，茵陈用量是比较大的，而大黄是《伤寒论》里用量最小的，也就是所谓二两，这个茵陈蒿汤，吃完药以后，会有什么反应？《伤寒论》原书记载，吃了这个药以后，小便就像皂角汁一样的颜色。说"一宿腹减，黄从小便去"，就是一夜以后，小肚子就不胀了。为什么？是黄疸随着小便走了，或者说湿热随着小便排除了。其实，这只是一种理解而已。

真实的情况，是因为这个茵陈蒿汤里有大黄，而吃完大黄这个药以后，经常会出现小便颜色变黄的症状。不管如何，茵陈蒿汤确实是治疗湿热阳黄非常好的一个方药。

总的来说，《伤寒论》治疗阳黄重视利小便，而后世温病学家吴又可的《温疫论》更重视通大便，应用大黄剂量就比较大。临床上，我们应用茵陈蒿汤，更常加用丹皮、丹参、连翘、板蓝根等诸如此类的药物，凉血活血，清热解毒，治疗湿热阳黄，确实很有疗效。名老中医关幼波先生歌曰："治黄必治血，血行黄易却""治黄需解毒，毒去水易除"，重视凉血活血与清热解毒治法。实践证明：茵陈蒿汤确实是非常好、非常有疗效的一个方剂。适应证就是所谓湿热阳黄。栀子柏皮汤治疗"伤寒，身黄，发热"，所治也应该是湿热阳黄。同样体现着从阳明论治的思路。如果是阴黄，那就需要从太阴论治，选用茵陈术附汤、茵陈四逆汤之类的方剂。

少阳病相关方证

少阳病，实际上，在《伤寒论》原书里的条文是比较少的。

大家经常说，太阳病的主方是麻黄汤、桂枝汤；阳明病的主方是承气汤、白虎汤；少阳病的主方是小柴胡汤；太阴病的主方是理中汤；少阴病的主方是黄连阿胶汤和四逆汤。实际上，这些认识都是错误的，完全没有经典著作原文的支持。

在《伤寒论》少阳病篇里面，小柴胡汤实际只出现过一次。而且，这个小柴胡汤证，《伤寒论》原书明确指出："本太阳病不解，转入少阳者，胁下硬满，干呕不能食，往来寒热，尚未吐下，脉沉紧者，与小柴胡汤"，是指太阳病转属到少阳以后，表现为往来寒热、胁下硬满、干呕等症状，才用小柴胡汤。所以，我们不要把少阳病和小柴胡汤证，完全等同起来。因为，小柴胡汤实际的适应证，经常是有虚的一面，然后又感受外邪，"血弱气尽，腠理开，邪气因入"，然后表现为发热、寒热往来、默默不欲饮食、心烦喜呕等症状。只有这个时候，才是小柴胡汤证的典型表现。

但是，如果表现出的是证的症候群，例如，出现头晕、头痛、目赤、口苦咽干、大便干、肚子胀这个症候群的时候，我们就可以用大柴胡汤来治疗。

至于说大柴胡汤里到底有没有大黄？按说大柴胡汤里似乎应该有大黄。例如，在《金匮要略》里面，大柴胡汤是治什么病？是治疗腹痛的，"心下满而痛者"，这个时候应该用大柴胡汤来泻下通腑治疗。所以，《金匮要略》是取大柴胡汤泻下的作用，里边当然应该有大黄，这是比较好理解的。但是在《伤寒论》这个经典著作里，显示的大柴胡汤方内确实没有大黄。

为什么会出现这种现象？这是因为《伤寒论》原文里用大柴胡汤适应证，强调了有"呕不止，心下急，郁郁微烦者"，并不是典型的"心下满而痛"，所以也就不强调泻下通腑。

那么，大柴胡汤方到底用不用大黄？

我们说，关键还是要根据临床具体表现来决定。

如果患者本身大便干比较突出，或者表现为心下满而痛，像急性胰腺炎、急性胆囊炎，这种情况下，应用大柴胡汤，当然最好是有大黄。

说到这里，我给大家举个例子，我老乡有一位年轻有为的后生，叫作小胡，本为西医大专毕业，后来京学习针灸推拿，又学习了中医学本科，目前，已经是北京积水潭医院骨科硕士研究生。十年前，他八十六岁的奶奶在老家得了化脓性胆管炎，发热，腹痛，精神恍惚，已经呈低血压状态，手术不可能做了，他已经交代了后事，但还是给我打了个电话。根据其所述病情，我嘱处方大柴胡汤，结果大便一通，热退身凉，病情转危为安。至今，老人已经九十六岁了，还健康地活着。这种情况下，方中当然要用到大黄。

如果临床表现为腹泻，拉肚子，胃里有点难受，那用大黄就不一定合适。

当然，如果是林黛玉型体质的人，本身就肝气容易郁结，容易生闷气，容易月经不调，这个时候，后世名方加味逍遥散，就常是一个非常好的选择。

问题来了，如果说少阳病的主方不是小柴胡汤，那少阳病尤其是典型"口苦、咽干、目眩"提纲证，究竟应该用什么方药来治疗呢？

少阳病的典型提纲证，按《伤寒论》原文所说，临床表现应该是："少阳之为病，口苦，咽干，目眩也。"这种口苦，咽干，目眩，应是少阳郁热的表现。那少阳郁热采用小柴胡汤合适吗？少阳郁热证，还用人参合适吗？再用生姜、大枣合适吗？所以，我们说，实际上，典型的少阳郁热，用小柴胡汤未必合适。如果太阳病转属少阳，那倒是可以借用小柴胡汤。

典型的少阳郁热又应该用什么方？

我们基于古人有关少阳病的认识，结合自己的临床经验，为少阳郁热证，组了一个经验方。临床上，经常用这个方法来治疗少阳郁热这种情况，应该说疗效非常好。在此，我与大家分享一下这个方。这个方就叫柴胡清解汤。

药物组成：丹皮9～12g，炒栀子6～9g，柴胡9～12g，黄芩6～9g，薄荷6～9g，连翘9～12g，桔梗6～9g，甘草6g。这个方是融合了丹栀逍遥散方里的丹皮配山栀，又加上了小柴胡汤方里的柴胡配黄芩。另外，还包含翘荷汤里的连翘配薄荷，同时又配合了桔梗甘草汤方里桔梗配甘草。总共是四个药对组成。实际上，这个方本身非常适合典型的少阳郁热证，临床表现为口苦、咽干、目眩的患者。

例如，有一些高血压病、神经衰弱、眼科病的患者，就可能表现为口苦、咽干、头晕，这个时候，我们都可以用咱这个柴胡清解汤来治疗，常有良好疗效。

以上，咱们介绍了柴胡清解汤，下边再简单讲一下小柴胡汤的适应证和小柴胡汤证的病位究竟在哪里？

小柴胡汤证，一般被认为是少阳病最主要的方证。认为小柴胡汤适合于伤寒半表半里证。

好多人都说，太阳病是主表，阳明病是主里，少阳病是主半表半里，还有说，太阳为开，阳明为合，少阳为枢。这些说法，几乎是中医界的共识。但实际上，这种说法并不正确。

因为在《伤寒论》原书里，太阳病有表证，阳明病里一样有表证。太阳病里有用麻黄汤、桂枝汤证，阳明病里也有用麻黄汤、桂枝汤证。并不是只有太阳病，才会表现为表证。

阳明病的治疗，也常用小柴胡汤证。《伤寒论》阳明病篇有两个小柴胡汤证相关条文。其中，有一条指出："阳明病，胁下硬满，不大便而呕，舌上白苔者，可与小柴胡汤。上焦得通，津液得下，胃气因和，身濈然汗出而解。"这就明确指出，阳明病存在小柴胡汤证，而服用小柴胡汤以后，"上焦气机得以宣通，中焦胃气因之和降"，就会表现为"身濈然汗出而解"；明确指出，可用小柴胡汤治疗阳明病。所以，小柴胡汤不是什么少阳病的主方，它既可以治疗太阳病，也可以治疗少阳病，更可以治疗阳明病。太阳病不过是太阳体质的人为病，少阳病不过是少阳体质的人为病，阳明病不过是阳明体质的人为病。

至于小柴胡汤证的病位到底是不是半表半里，这个也是值得怀疑的。为什么？因为少阳病本身是不是在半表半里，历来存在争议。在《伤寒论》原书里，从来没说过小柴胡汤证是半表半里证。《伤寒论》原书只是说："血弱气尽，腠理开，邪气因入，结于胁下""正邪交争，往来寒热"，那胁下就一定是少阳吗？当然不是那样。在《伤寒论》原书里，究竟是如何表述小柴胡汤证病位的呢？原书是怎么说的？原书说："半在里半在外也。"实际上，那就是表里同病的意思。正因为小柴胡汤证是表里同病，所以，才需要用柴胡来解表，用黄芩来清里。所以，说小柴胡汤就是少阳病的主方。这种说法实在是有点太绝对了。

另外，我们还要告诉大家的是，"开、枢、合"的这种说法，也很不靠谱。

有人说：在《内经》里边，就有"太阳为开，阳明为合，少阳为枢"这样的说法。

"开、枢、合"是什么？历代注家的理论发挥，非常多。有时候，让人不得不佩服古今注家的无穷想象力。

但是，"太阳为开，阳明为合，少阳为枢"这样的说法，本出自王冰注《重广补注黄帝内经素问》。二十世纪八十年代，中日邦交正常化以后，《黄帝内经太素》被请回中国。当时，就有学术大家把《黄帝内经太素》与王冰注的版本相比较。隋朝杨上善《黄帝内经太素》被请回来以后人们就想，看看《黄帝内经太素》上是怎么写的？因为这本《黄帝内经太素》可是比王冰注的《黄帝内经素问》更早的版本。翻翻《黄帝内经太素》原文，让人吃惊地发现，原文竟然是："太阳为關，阳明为闔，少阳为樞"。所以，历代医家，包括现代仍有很多人念念不忘的"开、枢、合"竟然是字写错了。可见，"开、枢、合"本来就是错误的。《内经》原意本来应该是"关、枢、阖"，繁体字即"關、樞、闔"。

什么叫"关、枢、合"？

什么叫关？关就是门叉子。什么是枢？就是门轴，或曰门杵。什么是合？就是门板。一个门由三个部分组成而已。分别是门叉子、门轴、门板。"太阳为关"，是门叉子的意思；少阳为枢，是门轴的意思；阳明为合，是门板的意思。"开、枢、合"，连这三个字儿都是错的，后边的那些发挥就不必再多加评说了。

因此，我们说，中医学由于历史的原因，许多概念都存在歧义，或者概念本身就有多意性。有好多表面上好像已经是共识的东西，大家都用来说理的东西，实际上，从源头分析是靠不住的。古人说：尽信书不如无书。这句话的意思就是说，读书应该提倡质疑的精神。

太阴病相关方证

太阴之为病，典型表现是腹满而吐，食不下，时腹自痛，自利益甚，这是太阴系统病变典型的临床表现。

从这些描述看，主要是消化系统、脾胃大小肠的症状。实际上，最典型的症状，还是太阴脾胃虚寒的表现。这种脾胃虚寒的症状，历来都被认为应该用理中汤来治疗。实际上，在《伤寒论》原书里，确实强调温中散寒的治法，但是，《伤寒论》原书里并不是治以理中汤，而是强调了四逆汤。

《伤寒论》指出："自利不渴者，属太阴，以其脏有寒故也，当温之，宜四逆辈。"当然这个四逆辈，就是四逆汤一类的方剂。四逆汤的组成成分，就是炮附子、干姜、甘草。这和理中汤有类似的地方。因为理中汤的组成成分，是人参、干姜、白术、甘草，这两个方都有干姜和甘草两味药，都是温中散寒的方子，也可理解为属于四逆辈。实际上，在《伤寒论》原书里确实没有强调理中汤的存在，《伤寒论》原书里边，只有治疗霍乱的理中丸，治疗泄热利的桂枝人参汤，却未曾提到过理中汤这个方药。《金匮要略》有这个方，方名为人参汤，主要是治疗胸痹心痛，心下痞，胁下逆抢心者。

太阴脾胃阳虚的人，会不会得感冒？当然，也会感冒，尤其容易感受风寒之邪。例如，本身太阴脾胃阳虚的人，如果感受了风寒之邪以后，用麻黄汤合适不合适？当然不合适，所以这个时候，就应该用桂枝汤。因为它可以外和营卫，内和脾胃。这就是所谓"太阴病，脉浮者，当发汗，与桂枝汤"。这个条文，也再一次说明太阴病也有表证。太阴病也有需要解表用桂枝汤的适应证。

当然，现代临床，结合现在的情况，如果是在暑夏之间，太阴脾虚体质的人就更容易感受暑湿。伤于暑湿的时候，我们可以用藿香正气散，或者应用《温病条辨》的加减正气散这一类方的治疗，也常能取得非常好的疗效。

另外，在《伤寒论》原文里，还有太阳病误下转属太阴的，就是所谓"本太阳病，医反下之，因尔腹满时痛者，属太阴也，桂枝加芍药汤主之。大实痛者，桂枝加大黄汤主之"。这就是太阳病误治，转属太阴的情况。这个条文争议也特别大。桂枝加芍药汤证，这个芍药到底应该是赤芍还是白芍？桂枝加大黄汤证，形成的机制是什么？我们说桂枝加芍药汤，实际上，临床上还是比较常见的。我曾多次用桂枝加芍药汤治疗腹痛，还是比较有经验。

我老家肥乡县县城里一个食堂赵厨师长的夫人，她就经常发生这个腹痛，而且喜温，怕凉。有一次，她在下乡摘棉花时，突然腹痛急性发作，受寒了，腹痛特别厉害，特别剧烈。剧烈到什么程度？外科大夫误认为可能发生了肠梗阻了，就剖腹探查。结果把肚子打开以后，也没发现什么肠梗阻。

1987 年秋，我从河北中医学院大学毕业后被分配到邯郸地区医院，曾经到肥乡县第一中学短暂下乡支教，这位赵夫人就找来看病。仔细观察后，发现这就是典型的桂枝加芍药汤证。时腹自痛，痉挛性的疼痛。具备典型的桂枝加芍药汤证的腹证。于是，我就给她开了桂枝加芍药汤。原方原量，也就是一两相当于 3g 的这种小剂量，结果取得了非常好的疗效。后来随访多年，她也没有再发作。

从这个病例，咱们就可以想到，她之前的时候，突然发生剧烈腹痛，为什么会让外科大夫误认为可能是肠梗阻？那就是所谓"大实痛"呀！实际上，这种剧烈腹痛，也就应该是桂枝加大黄汤证的那个证候。

当时，就应该用桂枝加大黄汤，可惜当时中医大夫没在跟前，就只好剖腹探查了。事实也证明了是误诊，并不存在什么肠梗阻。

这个所谓的"大实痛"的"大"，实际就是强调疼痛得特别剧烈。"实痛"强调腹诊所见不像桂枝加芍药汤证，摸起来肚子应该是有拒按的那种感觉。但又绝对不同于"胃家实"的那种大承气汤的那种证候，与所谓肠梗阻，就更不是一回事。所以，用桂枝加大黄汤，是很有希望取得疗效的。但是外科大夫来了个剖腹探查，最后也还是证明不是肠梗阻。实际上，这就是所谓桂枝加大黄汤的那个适应证。

那么，桂枝加芍药汤到底是应该用赤芍还是白芍？我的经验是：赤芍、白芍同用。为什么赤芍和白芍同用？因为在《神农本草经》指出："味苦平，主邪气腹痛，除血痹，破坚积寒热，疝瘕，止痛，利小便，益气。"这个关于芍药的相关描述，更有点像赤芍的那种感觉。

而现在一般人都在强调，应该用白芍。因为芍药配甘草能够缓急止痛，这是一般人的理解。但实际上，疼痛的机制可以理解成三个方面：一个是不荣则痛，一个是不通则痛，还有一个方面，就是拘挛而痛，也就是拘急而痛。这三个方面，在疼痛发生过程中，是互相不能完全分开的三个环节。不通的情况下，当然就会导致不荣。不荣的情况下，怎么通呀？如果拘急的话，不但可以导致不通，还可以导致不荣。而芍药甘草汤三味药，赤白芍同用，赤芍是解决不通则痛的问题，白芍是解决不荣则痛的问题，而芍药甘草汤本身能解痉止痛、缓急止痛，也就解决了这个拘挛而痛的机制。

所以，疼痛的三个环节，一个简单的芍药甘草汤，就把三个环节都解决了。临床上赤白芍同用，治疗胃痛、腹痛、胁痛以及少腹拘急而痛等，都可取得非常好的疗效。

去年夏初，也就是2019年夏初，有一个糖尿病患者老年女性来就诊。她也是有长期腹痛的表现，我给她开的处方也是用桂枝加芍药汤原方，同样也取得很好的疗效。患者自己说，她每年夏天的时候，都会发生腹痛，特别严重的腹痛。这次吃了这个桂枝加芍药汤，七服药以后到现在为止，夏天就算顺利通过了。到了秋天，也没再发生腹痛，她感到非常高兴。这就是所谓桂枝加芍药汤证，桂枝加大黄汤证。实际上，按照《伤寒论》原书的说法，是太阳病误治以后，转属太阴的结果。

另外，在《伤寒论》太阴病篇里边，还涉及太阳病发黄。太阴体质本身就存在脾虚的一面，如果感受寒湿，或湿热之邪，从阴化寒，就可导致发黄，主要表现为阴黄。

对太阴寒湿不解所致的阴黄这种情况，现在都用茵陈术附汤，或者是茵陈四逆汤治疗，主要就是温化寒湿。《内经》有一句话："实则阳明，虚则太阴。"这个黄疸发病，也存在"实则阳明，虚则太阴"的机转。同样是感受湿热之邪，如果遇上了阳明胃热体质，那就随阳化而归阳明，就需要用栀子大黄汤、茵陈蒿汤。如果是赶上了太阴脾虚体质，那就会随湿化而归太阴，就需要用茵陈术附汤或者是茵陈四逆汤。这再次说明了阳明也好，太阴也好，"实则阳明，虚则太阴"，都有体质的内涵。

少阴病相关方证

少阴病类表现，一般把它分成少阴阴虚热化证和少阴阳虚寒化证。

少阴阴虚热化证

少阴阴虚热化证，主要发生于少阴阴虚体质的人，就是诸葛亮型体质的人，这种体质的人就特别容易得神经衰弱。例如，"少阴病，二三日，心中烦，不得卧"，这个不得卧眠的，那就可用黄连阿胶汤。此即黄连阿胶汤证。

黄连阿胶汤对治疗失眠具有非常好的疗效。

这种少阴阴虚的人，也特别容易得热淋、泌尿系感染这一类的病。如果临床表现为发热、咳嗽、小便不利、小便困难、睡眠不好，这就是猪苓汤证，猪苓汤就是非常好的一个选择。

另外，少阴阴虚体质，还常表现为咽喉痛，就可用甘草汤与桔梗汤。桔梗配甘草，主治少阴阴虚体质，咽痛证。少阴阴虚体质者为病，故称少阴病。如果少阴阴虚体质，下利而且咽痛，还可用猪肤汤治疗。猪肤汤可以理解成猪皮冻，猪皮冻本身也是比较适合少阴阴虚体质者。在五行学说中，五畜里边，猪对应的是水，五脏里边，肾对应的也是水，所以猪皮有滋少阴之阴的作用。治疗咽痛、下利、烦热，用猪肤汤也是有疗效的。前些年，我老家有一个老光棍，春节期间患了痢疾，已经卧床不起。其侄媳妇送去了熬白菜罩猪肉，时间久了就结冰了。老光棍没有办法，勉强进食，结果痢疾竟愈。

大承气汤证：在少阴病里还有著名的少阴病三急下证，就是大承气汤证。

大家都知道，在《伤寒论》阳明病篇里，常用大承气汤。从《伤寒论》阳明病篇的内容来看，应用大承气汤是非常谨慎的。除非明确燥屎已经成了，出现了腹胀痛、绕脐腹痛，或者腹部"必有燥屎五六枚"，同时又有潮热、汗出、谵语、神昏，脉象还得是沉实的，这样的人才能用大承气汤。若不然，只要有一点虚象，例如，腹大满不通，脉滑而急，就要用小承气汤来进行试探性的治疗，然后才能考虑应用大承气汤。

而大承气汤在《伤寒论》少阴病篇，应用就非常大胆，非常果断。原书指出："少阴病，六七日，腹胀不大便者，急下之，宜大承气汤"，"少阴病，得之二三日，咽干口燥者"，就要急下之，采用大承气汤。还有"自利清水，色纯青"，也要急下之，宜大承气汤。为什么在《伤寒论》少阴病篇用大承气汤反倒这么果断？主要是因为少阴病，也就是少阴阴虚体质的人得病，本身少阴已经有肾阴虚，这个时候，若不急忙用下法的话，那很快病情就会发生变化，真阴就会大伤，阴竭阳脱就可能引起患者的死亡。

我曾经治过水电部的一个工程师。这位工程师叫作吴某，本身就是震颤麻痹（帕金森病）的患者，患病期间，长期服用安坦、美多芭等西药，后来，出现了腹胀便秘，被诊断为不完全性肠梗阻，又伴有低血压的状态。这个低血压状态使外科大夫不敢给他手术，所以就没办法。后来请中医会诊，我去会诊的时候，一看他低血压状态，乏力体倦，精神也特别不好，那怎么办？我也想起来，这就是少阴病，他是典型的少阴病，同时有腹胀。这个时候大便不通，就应该用大承气汤来急下之。但是，咱们毕竟学过温病学，所以，当时并没有单纯地用大承气汤，我用了增液承气汤。给他加上生地、玄参大剂量，然后同时又专门用西洋参，提前把西洋参熬好，把生脉注射液给他准备好，让他大便一通，立刻就让他喝这个西洋参水。后来这个人，病情很快就好转了，又活了将近十年。

所以，中医在类似这种情况下，在急症当中最可以发挥作用。

当断不断，必有后患。所谓少阴病三急下证，实际上就是少阴阴虚体质的人又出现了胃肠结热的这种情况，所以治疗的时候就不能像阳明体质那样，继续等着，就一定要果断地用下法。当然，现在结合了后世温病学的理论，我们可以用滋阴润下或者益气养阴，像新加黄龙汤、增液承气汤、护胃承气汤这些方，都是很好的一些治疗思路。所以，我们经常说温病，不是和伤寒并列的关系。实际上温病和伤寒，不是兄弟的关系，应该是父子的关系。就是在某些情况下，这个徒弟不一定就没有老师高明，儿子可能比父亲更高明。

所以，温病学有好多理论是在继承《伤寒论》理论基础上发展形成的，临床上，确实较之《伤寒论》原来的理法处方，有时候更切合临床实际，使用起来也往往更安全，更有效。

所以，我们强调三阴三阳辨证辨方证，强调《伤寒论》理法的学习，强调经方的学习，一定不能无视后世医学的发展和进步，包括温病学理论的发展与进步。

少阴阳虚寒化证

少阴阳虚寒化证，多见于少阴阳虚体质的人。因为本身就是心肾阳虚，若是得了病，容易化为阳虚寒化证。阳虚寒化证就是典型的处方，也就是四逆汤这一类。包括治疗阳气虚衰，真阳欲脱，虚阳浮越的通脉四逆汤，治疗少阴阳虚下利的白通汤等。再厉害的，就是少阴阴阳俱虚、阴盛格阳的白通加猪胆汁汤。另外，少阴阳虚体质为病，即少阴病，还常表现为吴茱萸汤、附子汤、真武汤证等。

吴茱萸汤证：如果本身是少阴阳虚体质，在少阴阳虚的基础上，又有胃寒，胃肠有寒，呕吐，泄泻，烦躁不安，手脚冷凉，吴茱萸汤也是一个很好的选择。吴茱萸汤证中的这种"烦躁不安"，不同于"吐已下尽"，津脱阳亡的低血容量性休克的"烦躁不安"。

附子汤证：附子汤最主要的特点，是出现身体疼痛，关节疼痛，最重要的特点是"背上寒"。

除了"背上寒"以外，还有一个特点，叫"口中和"。

这个"口中和"非常重要。"口中和"本身意味着你一定要嘴里感觉没有口苦，没有口甜，没有口酸，没有口黏，这才叫"口中和"。

"口中和"意味着真正的虚寒证。

虚寒证，当然可以用附子汤。所以我们说，选用附子、干姜这些温热药，应该注意这个"口中和"的问题。许多扶阳派人士，动不动就用干姜、桂枝、肉桂和附子，喜欢用这些热药，认为可以温补扶阳。但是用这些热药，尤其是单独用这些热药的时候，一定要注意张仲景的谆谆教诲，就是这个"口中和"。只有在"口中和"的时候，才能单纯用这个大辛大热的附子、干姜这些药。这是咱们说的，其实，本身也是《伤寒论》里一再强调的。

真武汤证：少阴阳虚体质，或阴阳俱虚，阳虚不能化水，或者脾肾阳虚，又出现下利，也就是腹泻。小便不利，甚至出现水肿、腹痛，这个时候就可以用真武汤，温补脾肾，化气行水。现代临床治疗心衰、肾衰，有时候就可以用真武汤加味。像真武汤加点红参，甚至和这个葶苈大枣泻肺汤一块用，有时候常能取得比较好的疗效。

麻黄附子细辛汤与麻黄附子甘草汤证：少阴病当中，少阴病的阴虚热化证和少阴病的阳虚寒化证，还有就是少阴体质外感表证。少阴阳虚体质，本身就阳虚，又感受风寒，比如说感冒了，这个前文已经讲过了，就是"少阴病，二三日，反发热，脉沉者"，叫少阴病表证，也就是阳虚外感风寒表证，这个时候应该用麻黄附子细辛汤、麻黄附子干姜汤。许多人习惯上称之为太少两感，实际上不合适。《伤寒论》原书明确称之为"少阴病"。如果是两感，按《素问·热论》的说法，最终会"不免于死"。阳虚外感虽然也相对难治，但没有必死的情况，辨证选方，一样可以应手而愈。

四逆散证：其所在的条文，在《伤寒论》少阴病篇里，是一个不太好解释的条文。《伤寒论》原文指出："少阴病，四逆，其人或咳，或悸，或小便不利，或腹中痛，或泄利下重者，四逆散主之。"

为什么解释不通这个条文？

有的人说，这个少阴病写错了，应该是少阳病。这种说法是没道理的。为什么？一方面，四逆散这个条文本身就在少阴病篇，而且阴和阳是水火不容的关系，两个字字型也不完全相同，所以不可能写错？另一方面，如果有人说是四逆散列于少阴病篇是为了与四逆汤证对比，一样是没有道理的。若是这样的话，《伤寒论》原书就没必要称为少阴病，直接说"四逆"就可以。如太阳病篇就有"病发热头痛，脉反沉，若不差，身体疼痛，急当救里，宜四逆汤"的条文，就有与太阳病恶寒、身痛、脉浮紧麻黄汤证鉴别的意思。当然，不会《伤寒论》绝不会冠治以太阳病之名。还有人说："少阴为枢，太阴为开，厥阴为合。"这些东西，也是"以其昏昏，使人昭昭"自欺欺人的一些说法。属于自我解释的一些思路，为了能够自圆其说，都不能让人得到满意的答案。前文已经说过，从《黄帝内经太素》原文来看，"开、枢、合"本来就是"關、樞、闔"，字都是错的，发挥得再圆满，又能说明什么问题？

那么，少阴病四逆散证到底怎么来理解？

我们说所谓少阴病，就是少阴阳虚体质的人得了病。少阴阳虚体质的人就不生气了？少阴阳虚体质的人也可能生气。生气以后也可以得肝气郁滞的证候，也可以得肝脾不和的证候，一样要辨证选方。如果是少阴阳虚体质的人生了气，就可能会出现"四逆，其人或咳，或悸，或小便不利，或腹中痛，或泄利下重"，出现这些复杂的临床表现。这个时候，应该用什么方？既然有肝气郁结，当然就应该疏肝理气，所以就用四逆散来治疗，行气为主。当然，用四逆散的时候，我们还要参照患者的体质类型。

因为少阴病，提示患者的体质类型是少阴体质。如果是少阴阳虚体质，不仅要参照他的体质类型，还要根据他具体的临床表现来用药。所以，在《伤寒论》四逆散方后注里就讲：如果是咳嗽，加干姜、五味子；如果是腹痛，就加炮附子一枚；如果是小便不利，加桂枝、茯苓；如果是泄利下重，就加薤白。《伤寒论》所加的这些药都是药性偏温的药，正好适合少阴病、少阴阳虚这个体质。所以，少阴病，就是少阴阳虚体质为病，用三阴三阳体质来解释少阴病四逆散证，就变得非常顺理成章。

实际上，在临床上，我们治疗糖尿病、肾病等，经常遇到肝郁气滞的这个证候。本身有阴虚或者是阳虚或者是阴阳俱虚，在这个基础上又得了四逆散证，这种情况下，除了用四逆散，有时候还需要配合滋肾通关丸、知柏地黄丸，甚至配合肾气丸，治疗这个糖尿病及其并发症，还是非常有临床意义的。

厥阴病相关方证

厥阴病，即厥阴体质的人为病，临床表现也是多种多样。但由于《伤寒论》厥阴病篇里面，明确冠以"厥阴病"病名的条文太少，所以争议就特别多。事实上，厥阴病篇中的许多条文是论述所谓"厥热胜复证"者，更有讨论各种厥证以及呕吐、下利论治的。这些讨论呕吐、下利的条文，基本都复见于《金匮要略·辨呕吐利哕病脉证并治篇》。这些条文虽然被列于厥阴病篇里面，实际上与厥阴病具有不同的内涵。

《伤寒论》厥阴病篇开宗明义，指出："厥阴之为病，消渴，气上撞心，心中疼热，饥而不欲食，食则吐蛔，下之利不止。"这就是所谓厥阴病提纲证。这句话的意思是说，厥阴系统病变，临床可表现为消渴，口渴欲饮水，随饮随消，提示厥阴系统病变有阴虚内热的发病基础。患者可自觉有气逆上撞于心，心窝部也就是脘腹部位灼热疼痛，提示阴虚肝旺基础上，肝气横逆，克伐脾胃，肝胃气滞，肝胃郁热。"饥而不欲食，食则吐蛔"，提示胃热脾虚，胃气失于和降。"吐蛔"是应急情况下，内环境改变，所以，导致肠道蛔虫受扰。因为并不存在胃肠结热，胃肠腑实病机，所以，不是泻下法适应证。如果用下法，更可进一步损伤脾胃，可能会导致腹泻不止。这种情况，实际上既可见于消渴病重症糖尿病酮症酸中毒，包括外感热病诱发的糖尿病酮症酸中毒，也可见于慢性消化系统疾病如消化性溃疡病、慢性胃炎等，尤其是常见于厥阴阴虚肝旺体质之人。

　　针对这种厥阴系统病变，应该如何治疗？我们临床最常用的经验方叫百合丹参饮。

　　百合丹参饮，就是由百合乌药散这个方再配上芍药甘草汤，再加上丹参、陈皮、枳壳、厚朴、白术、茯苓和鸡内金这些药物组成。百合乌药散里，百合配乌药，百合能够养胃阴、养心阴，药性偏凉，而乌药能舒肝气，药性偏温，这两个药一个是滋补的，一个是行气的，一静一动，一补一动，一寒一温，两个药在一块用，对这种胃阴虚的同时有肝气横逆的患者就非常合适。芍药甘草汤，我们经常把赤芍、白芍、甘草一块用，既可活血破结，柔肝、敛肝，又能缓急止痛。再加上枳壳、陈皮、厚朴，可行气和胃；白术、茯苓、鸡内金，可健脾消食，所以，对消化性溃疡，或者是胃癌导致的胃痛，常有比较好的疗效。

一般来说，百合可以用 15～30g，而乌药，一般用 6～12g。而芍药甘草汤，一般用赤白芍 12～30g，甘草一般就用炙甘草 6g。赤芍、白芍用量，主要根据大便的情况决定。如果大便偏稀了，咱们一般就去赤芍，改用炒白芍 12～15g；如果大便偏干，就赤白芍同用，都用 25～30g，用比较大的剂量。丹参，一般都是 15～30g 这样的剂量。而像陈皮、枳壳、厚朴，一般就用 9～12g，白术、茯苓 9～12g，炒鸡内金 9～12g。这个方，非常适合我们所说的厥阴病提纲证所体现的阴虚肝旺，肝气横逆，克伐脾胃，脾胃不和病机。临床上，消化性溃疡，慢性胃炎，胃癌等，临床表现为口渴欲饮，气上撞心，自觉有气往上顶，胃脘部灼热疼痛，或胃脘隐痛，胃脘嘈杂不适，饥而不欲食，或者有恶心呕吐，烧心，吐酸水、烧心等的疾病，都可以用百合丹参饮来治疗。

临床上，如果患者大便偏干，又有热的话，就可以用蒲公英。蒲公英剂量用至 30g，常有比较好的通大便作用。如果大便稀，舌红苔黄，就可以加黄连。黄连就有清胃热的作用。黄连配吴茱萸，6：1 比例配合，本身就是左金丸，具有治疗烧心、吐酸水的作用。如果大便不干，也不稀，或查了幽门螺旋杆菌呈阳性，那我们就习惯用白花蛇舌草 15～30g。如果胃镜检查后，病理检查发现异型增生，肠化，那可以用薏苡仁、莪术、白花蛇舌草。有时候，还可以用浙贝母、连翘等软坚散结的药物。不仅适合于消化性溃疡及其继发的上消化道出血等，对慢性胃炎癌前病变，甚至胃癌等都有比较好的疗效。

我早年曾经诊治过一位胃痛的患者，经过用百合丹参饮这个方，治疗以后取得了很好的疗效。当时治疗一个多月后，患者已经没有症状了。我曾反复劝其做胃镜检查。病人一开始并不想做胃镜，感觉疗效挺好，症状消失了。因为看病人舌苔比较少，类似于鸡心舌的表现，提示胃阴已经受损伤，所以我还是继续劝其查查胃镜。后来查胃镜的结果，就是发现了胃窦这个地方有问题，诊断为胃窦癌。这说明百合丹参饮这个方子，不仅仅可以缓解胃炎和溃疡病的症状，对胃癌引起的胃痛等症状，也有缓解作用。

所以，中医既要强调辨证，又要强调辨病，还要强调辨体质。

因为病机是决定病情发生发展的关键。不同的疾病，某一阶段证候可以一致，但核心病机不同，进一步发展预后转归也不一样。所以，我们临床上，一定要注意"谨守病机"。这就是我们为厥阴病提纲证，即最典型的肝胃阴虚、肝胃不和所提供了百合丹参饮处方。临床上，对多种消化系统疾病如溃疡病、胃炎、胃癌等都有非常好的疗效。

实际上，消渴病重症——糖尿病酮症酸中毒，也常有阴虚液竭，肝胃火盛，肝气横逆，克伐脾胃，脾胃失和的病机，所以，表现为口渴多饮，随饮随消，食欲不振，或恶心呕吐，上腹部疼痛，大便不调等症。这种"食则吐"，类似于《金匮要略》大黄甘草汤证"食已即吐"。但如果用泻下法治疗，不但不能止吐，而且还可能更伤脾胃，导致腹泻不止，进一步加重病情。那么办？治疗也可以百合丹参饮为主方，并随证加用葛根、天花粉、生地、黄连、人参、竹叶、生石膏、麦冬、姜半夏、竹茹等药物，以滋阴清热、和胃止呕等药物。临床观察发现：百合丹参饮配合竹叶石膏汤等，再配合小剂量持续静脉输注胰岛素，常可迅速改善临床症状，稳定患者血糖。

但应该指出的是，这种厥阴阴虚肝旺体质的人，更容易患的疾病是高血压病、脑血管病以及慢性胃炎、溃疡病。最常用的方证就是建瓴汤证、天麻钩藤饮证。高血压病，包括糖尿病合并的高血压病，糖尿病继发的脑血管病变，临床最常用的是建瓴汤证或者天麻钩藤饮证。

至于厥阴肝旺体质，即张飞这一体质类型的人，如果患病以后经常表现为头晕目眩，烦躁易怒，面红目赤，这就是高血压病常表现出的方证，即镇肝熄风汤证。厥阴肝旺体质之人，如果因为生气暴怒，肝气横逆，胃肠通降不行，就会出现胃脘胀痛，两胁攻冲作痛，腹胀满，大便不调等，此即所谓四磨汤证。

我在天津求学期间，曾经跟过一个叫武成的老师，她擅长治疗心身疾病。临床常用旋覆代赭汤配五磨汤，治疗消化性溃疡病、慢性胃炎以及支气管哮喘等这些疾病，有很好疗效。

另外，厥阴体质除了厥阴肝旺体质、厥阴阴虚肝旺体质，还有厥阴阳虚肝旺体质。厥阴阳虚肝旺体质的人，发病最容易出现虚阳浮越之证。这时候，治疗一方面应该温阳补气，或滋阴壮阳，阴阳两补，同时还要采用镇摄浮阳。

中医治病，有一个非常有意思的思路，被描述为"炉中覆炭"和"盏中加油"。因为当灯火要灭的时候，往往这个灯最亮，当炉火要灭的时候，那炉火反而更旺。这个时候应该怎么办？如果太过挑拨灯捻，或在炉火上加太多炭，炉火很可能灭得更快，这个灯光就可能一挑就灭。此时，一方面要"盏中加油"，另一方面又要"炉中覆炭"。意思就是要滋阴助阳，温补肾阳，同时还要行"炉中覆炭"，收敛阳气，以保证不让这个火太欢、灯光太亮。

比如，在具体用药方面，常用滋阴助阳，或阴中求阳的药物，如熟地、山萸肉、枸杞子、菟丝子、沙苑子、巴戟天、肉苁蓉、骨碎补等这些补肾药，同时可配合人参、黄芪、茯苓、白术、山药、五味子、肉桂、炮附子等益气温阳固脱药。这时，如果单纯用温阳药的话，那就可能导致虚阳上亢，甚至阳气亡脱。所以，这时候就需要配合龙骨、牡蛎、磁石、代赭石，甚至还可加用牛膝、黄连、芍药、甘草等平肝、镇肝、柔肝、敛肝，镇摄浮阳药，也是引火下行，引气血下行之药。

实际上，这种思路，在临床上，尤其是老年高血压病、糖尿病、脑血管病临床，非常常用。许多神经内科疑难症，也可常用滋阴补阳、镇摄浮阳、引火下行之药。地黄饮子、驯龙汤、参附龙牡汤、封髓丹等，都体现着这种"盏中加油""炉中覆炭"的精神。这种治疗思路，在清代名医《何元长医案》等著作中，屡有应用。当代名医蒲辅周先生也常用此思路治疗高血压病、脑血管病以及神经科疑难症。针对阴阳俱虚、虚阳浮越证候，我也有一个经验方——驯龙潜阳汤。

药物组成：生熟地各 15 ～ 30g，山茱萸 12 ～ 15g，山药 12 ～ 15g，茯苓 9 ～ 12g，黄连 9 ～ 12g，肉桂 3g，炮附子 6g（久煎），人参 6g（另煎兑），牛膝 15g，白芍 15 ～ 30g，生龙牡各 30g（久煎），石菖蒲 9 ～ 12g，远志 9 ～ 12g，磁石 30g（久煎），炙甘草 6g。该方就适合厥阴阳虚肝旺体质，虚阳浮越，临床表现为头晕目眩，面红如妆，耳鸣耳聋，心烦失眠，腰膝酸冷，步履不稳，舌淡体胖有齿痕，舌苔白或黄而润，脉沉细无力或弦大无根者。

但应该指出的是，现代许多人一提起厥阴病，就会想到乌梅丸。甚至有许多人说：太阴病多虚寒，这个少阴病包括阴虚热化证，阳虚寒化证，而厥阴病多是寒热错杂之证。所以，许多人认为乌梅丸是厥阴病主方。这个观点，实际上是完全错误的。因为在《伤寒论》原书里，除了厥阴病这个提纲证的条文以外，明确称为厥阴病的条文并没有几个。而乌梅丸这个方证，《伤寒论》原书明确指出是治疗蛔厥。原文指出："伤寒，脉微而厥，至七八日肤冷，其人躁，无暂安时者，此为脏厥，非蛔厥也。蛔厥者，其人当吐蛔。令病者静，而复时烦者，此为脏寒。蛔上入其膈，故烦，须臾复止。得食而呕又烦者，蛔闻食臭出，其人常自吐蛔。蛔厥者，乌梅丸主之。有主久利。"在这个条文里，《伤寒论》首先论及脏厥和蛔鉴别要点，而后条文里明确指出蛔厥形成的机制，并提出可以用乌梅丸治疗蛔厥。

所以，乌梅丸方本身有苦味、辛味、酸味、甘味的药，针对的就是蛔厥。

同时，《伤寒论》原书上又明确指出："又主久利。"意思就是说，除了可以用治寒热错杂、虚实夹杂所致的这种蛔厥以外，实际上，还可以用于"久利"。这个"久利"，就是慢性腹泻，目前，像溃疡性结肠炎等疑难病，就可以用乌梅丸治疗。有时候乌梅丸也可以配合桃花汤等固摄收敛的药，来治疗溃疡性结肠炎，也常能取得很好的疗效。

至于说乌梅丸是不是厥阴病主方？乌梅丸当然不是什么厥阴病的主方。

因为在乌梅丸里说完蛔厥以后，然后还罗列了寒厥、热厥、痰厥，还有饮厥，就像四逆汤、当归四逆汤、白虎汤证、瓜蒂散证，还有茯苓甘草汤证等多种厥证。实际上，是把多种表现为四肢厥冷的病症进行鉴别诊断，提供一系列辨证选方的思路。

总的来说，在《伤寒论》厥阴病篇除了明确指出厥阴病的几个条文以外，还主要对厥证、呕吐、腹泻、呕利的治疗，进行了辨证。

有许多条文都是在《金匮要略》里会再次出现，所以都并不是真正的厥阴病。

此外，《伤寒论》厥阴病篇还有大量的条文，讨论了所谓厥热胜复证。这也常被许多医家说成厥阴病。实际上，我们认为：所谓厥热胜复证与厥阴病也存在本质区别。

什么叫厥热胜复证？按《伤寒论》原书所讲，就是"厥深者热亦深，厥微者热亦微"，许多条文就提出到底是厥的天数长，还是热的天数长？临床上有许多疾病，确实存在几天发热，几天手足厥冷，厥热交替出现的情况。大家一定要知道，古人所说的发热，主要还是一个主观的感觉，最多加上就是手触诊以后发现皮肤有发热这样的感觉。因为那个时候没有体温计呀！如果患者几天感觉发热，几天手足厥冷，可能是什么病呢？

对此，我比较同意时振声先生提出来的观点，即这种病主要可见于多种感染性疾病所致的感染中毒性休克。例如，中毒性菌痢、急性化脓性扁桃体炎、肺脓疡等，这些原发性的感染性疾病严重到一定程度，就可能出现感染中毒性休克的症状。这个休克的症状，就是四肢厥冷、冷汗淋漓等这些症状。而发热往往是这些感染性疾病的原发病表现。如果这个原发病临床表现发热比较突出，那么总体来讲，预后相对就应该比较好。如果发热的症状不突出，总是表现为四肢厥冷、冷汗淋漓这样的感染性中毒休克的症状，那么总的来说，病情就会越来越恶化，甚至最终出现多脏衰，发生阴竭阳脱，而导致患者死亡。

所以，厥热胜复证，实际上就是中毒性菌痢等严重感染所导致的感染中毒性休克的表现。我在大学本科急诊实习时，就接触过中毒性菌痢导致病人休克的抢救。因为那个时候，监护仪还没有现在这么发达，我们都是五分钟测一次血压，所以对这个病例就有非常深刻的理解。抢救休克是非常重要的，但是治疗原发病也非常重要。这在《伤寒论》原书中指出过，即厥证纠正之后，可出现口舌烂赤、唾脓血、大便脓血，许多注家就注释说是阳气恢复太过，实际当然不是这样的。其实，便脓血等只不过是原发病感染性疾病的临床表现。

例如，中毒性菌痢，最常见于青少年，尤其是夏季的时候，特别爱出现高热甚至神昏谵语，四肢厥冷，惊厥抽搐等。这些全身中毒的症状，非常突出。而往往局部胃肠道的症状并不突出，没有典型的脓血便、里急后重的表现。这个时候就特别容易误诊，常被误诊为乙型脑炎等。

这个时候，西医的治疗措施，一般就是用开塞露，通大便，然后看大便化验是不是有脓血，如果有脓血，就基本诊断是中毒性菌痢。而中毒性菌痢一开始便脓血症状常不突出，主要表现为休克的时候，那就是厥，而表现原发病症状的时候，可能就表现为发热和大便脓血。所谓"厥深者热亦深，厥微者热亦微"，提示原发病感染程度越严重，感染中毒性休克的程度就越严重，感染程度越轻，感染中毒性休克治好的希望就越大。

所以，临床上了解厥热胜复证的这种情况是非常必要的。因为《伤寒论》厥阴病篇里既有"厥不可下之"这样的论述，又明确指出："厥应下之。"为什么"厥不可下之"？是因为厥证是"阴阳气不相顺接便为厥"，尤其是阴竭阳脱的厥证，当然不能用泻下的方法治疗。但是针对这种中毒性菌痢所导致的热厥，治疗原发病就非常重要，尤其是用下法保持大便通畅，清热解毒，给毒邪以出路，通过大便导邪而出，就显得非常重要。所以又说："厥应下之。"

所以，对"厥不可下之"和"厥应下之"这两种说法，应该辨证理解。那就是要看究竟得的是什么病？阳虚厥证当然不可泻下，而这就是所谓厥热胜复证，常常可用下法治疗。

实际上，因为好多人在临床上未曾接触过这些危重症的抢救，所以，就很难理解厥热胜复证到底是一个什么样的科学内涵？学习《伤寒论》厥热胜复证有什么样的临床意义？

总的来说，三阴三阳辨证，是在辨三阴三阳六种系统病变的基础上，参考患者的体质类型所进行的方剂辨证，也就是"辨方证"。所以，"辨方证"确实是三阴三阳辨证的核心内容。

俗语说：条条大路通罗马，又说：条条大路通北京。例如，郑州到北京，可以通过多种途径，但是京广线乘车依然是最好的选择。而辨方证，我们认为，就是这个辨证论治的一个捷径，或者说是辨证论治中最有特色的一种辨证选方模式。但是辨方证还是离不开辨病、辨体质。辨方证应该与辨体质、辨病相统一。

三阴三阳辨证方法，强调辨体质，我们经常说"治病求本"，改变体质才是治病求本。所以，辨体质最能突出"治病求本"的精神。重视辨病，强调谨守病机。因为不同的病，会表现为不同的方证，不同的体质得了相同的病，也会表现为不同的方证，所以，我们说辨病、辨体质，也非常重要。强调谨守病机，强调形成这个病以及形成这个方证的核心病机，最能抓住疾病的本质，解决引起疾病的基本矛盾。同时，三阴三阳辨证方法，最强调辨方证，最能体现中医个体化治疗的优势。我们认为：因为有这个体质，才得这个病。因为有这个体质得了这个病，才表现为这个方证。所以三阴三阳辨证方法，可以称为辨体质、辨病、辨证"三位一体"诊疗模式。在临床上运用，确实就非常切合实际。

D 第十讲
DISHIJIANG

三阴三阳辨证与糖尿病
及其并发症现代临床

糖尿病的发病率非常高，现在中国已经成为糖尿病第一大国，糖尿病前期的患者，更达到成年人的52%。糖尿病的患者在成年人当中，已经达到11.2%。也就是说十个人里边，就有一个是糖尿病，十个人里边，就有五个人血糖不正常。所以，随之而来了糖尿病多种并发症，像心、脑、肾、眼底、糖尿病足等的并发症，已经成为患者致死、致盲、致残的主要原因。

怎么能让糖尿病的病人不得并发症，得了并发症的患者别进一步致死、致盲、致残，这就成为医学工作者非常重要的一个研究课题。糖尿病，中医文献里叫消渴病。在《黄帝内经》和《金匮要略》里，都有系统论述。脏腑定位，主要认为病在脾胃肝肾。《金匮要略》为我们确立了先辨病后辨证、辨病与辨证相结合的诊疗模式。

临床上，什么样体质的人容易得糖尿病？研究发现中国人对糖尿病是普遍易感。从三阴三阳体质分类来说，阳明胃热体质最为多见，就是关云长型的最为多见；其次，少阴阴虚体质，也就是诸葛亮型，也常发病；还有就是厥阴肝旺体质，就是张飞型者，得糖尿病的也不少；另外，还有少阳体质，就是林黛玉型、林冲型的体质，也可以得糖尿病。最后，还有太阴脾虚体质，就是刘备型的大腹便便、腹型肥胖的患者，也经常会得糖尿病。

观察发现：不同体质的人得了糖尿病以后，临床表现是不一样的。不同体质的人得了糖尿病会表现为不同的方证。而且，不同体质的人，得了糖尿病以后，进一步发生并发症的概率也是不一样的。研究发现，张仲景《伤寒论》的三阴三阳辨证方法，应用于现代难治病糖尿病及其并发症的治疗，也非常切合实用。

阳明胃热体质

我们先看阳明胃热体质的人，也就是关云长型体质。这类体质特别容易得糖尿病。因为平素能吃能睡能干，本身胃肠就有热，如果本身工作比较劳累，烦劳过度，然后又对吃的比较不注意，高热量的饮食，特别是煎炸烧烤吃得太多，就特别容易导致胃肠结热。《黄帝内经》谓"二阳结谓之消"。胃肠有结热就可以伤阴耗气，导致消渴病。这样的人，得了糖尿病以后，一方面，有的人症状不典型，因为本身体力好，所以没有感觉。但也有的人有症状，常表现为大便干、食欲特别亢进，有消谷善饥这样的表现。更有的人，容易合并牙痛、牙龈肿痛、大便干燥、痔疮、大便干、小便黄等症状，这种热证表现就比较突出。胃肠结热，进一步发展，也特别容易出现糖尿病合并胃肠病变，例如，糖尿病性便秘、糖尿病合并脑血管病，也就是中风病半身不遂，糖尿病肾病也就是糖尿病尿里有蛋白甚至发生肾衰。这种关云长型者，胃肠结热证就比较多见。常见方证则是承气汤证、增液承气汤、调味承气汤这类方证，还有就是大黄黄连泻心汤证。

所以，我们治疗这类患者，主要强调清热泻火的治法，经常用大黄黄连泻心汤，增液承气汤等方，常用"清泻"的方法来治疗。

临床经验方分享：尊仁清泄糖宁方。药物组成：黄连9～12g、黄芩9～2g、熟大黄6～15g、天花粉15～30g、生石膏15～30g（先煎）、知母12～15g、蚕砂12～15g、葛根15～30g、丹参15～30g、地骨皮15～30g、鬼箭羽12～15g、荔枝核12～15g、仙鹤草15～30g。该方适合阳明胃热体质，或过嗜辛辣煎炸，胃肠结热者。

少阴阴虚体质

少阴阴虚体质，也就是诸葛亮型的体质。这类人本身就阴虚火旺，得了糖尿病以后，就特别容易腰酸腿软、睡眠不好、五心烦热等，多见于2型糖尿病，体型都比较瘦的人，有的患者还有夜尿频多等。常用的方药，包括知柏地黄丸、麦味地黄丸等。患病日久，病程长者，也有表现为阴阳俱虚者，可表现为参芪地黄汤证、加味肾气丸证。这类体质的常见并发症，因为本身就是肾虚、心肾不足，所以经常有糖尿病心脏病、糖尿病肾病以及糖尿病阳痿，性功能方面障碍等。

少阴阴虚体质的人，治疗应该重视"清滋"，也就是滋阴清热，或"清补"，也就是益气养阴清热，或"清温"，也就是滋补、温补、清热并行。参芪地黄汤合交泰丸，就是这种清温并行的治疗思路。临床常用经验方有三剂，愿与各位同道分享。

清滋糖宁方，药物组成：生地 15～30g、山茱萸 12～15g、山药 12～15g、茯苓 9～12g、泽泻 9～12g、丹皮 9～12g、麦冬 9～12g、玄参 15～30g、知母 12～15g、黄连 9～12g、葛根 15～30g、天花粉 15～30g、地骨皮 15～30g、荔枝核 12～15g、翻白草 15～30g、仙鹤草 15～30g。该方主要适合少阴阴虚体质，或内热伤阴者。兼相火妄动，咽干耳聋、烦热梦遗者，可用知柏地黄丸、大补阴丸；若肺肾阴虚，症见咽干、干咳者，可用麦味地黄丸；若心肾阴虚，症见心烦失眠者，可用天王补心丹。若兼肺热，咳嗽粘痰者，可配合泻白散、黛蛤散；若兼心火，心烦失眠、口舌生疮、小便赤涩者，可配合导赤散。若阳明胃热体质，或兼胃肠结热，症见烦热多食，大便干结者，可配合大黄黄连泻心汤。若少阳气郁体质，或兼肝经郁热，口苦咽干，心烦失眠者，可配合大柴胡汤。若厥阴阴虚体质，肝肾阴虚，症见视物模糊者，可用杞菊地黄丸；若兼肝阳上亢，症见头晕目眩者，方可用镇肝熄风汤、建瓴汤等。

清补糖宁方，药物组成：生晒参6～12g（另煎兑）或人参粉3g（冲服）、生黄芪15～30g、生地15～30g、山茱萸12～15g、山药12～15g、茯苓9～12g、丹皮9～12g、麦冬9～12g、五味子9～12g、知母12～15g、黄连9～12g、葛根15～30g、丹参15～30g、地骨皮15～30g、鬼箭羽12～15g、荔枝核12～15g、仙鹤草15～30g。该方适合少阴肾虚体质、太阴脾虚体质，或久病热伤气阴者。若阳明胃热体质，兼胃肠结热，症见烦热多食，大便干结者，可配合三黄丸等。若少阳气郁体质，兼肝经郁热，症见口苦咽干，心烦失眠者，可配合小柴胡汤加减；若兼痰热中阻，心胸烦闷，失眠多梦者，可配合黄连温胆汤、小陷胸汤加减。若久病血瘀，肢体麻痛者，可配合补阳还五汤加减。

双补糖宁方，药物组成：炮附子3～9g（久煎）、肉桂3～6g、黄连9～12g、生地15～30g、山茱萸12～15g、山药12～15g、茯苓9～12g、泽泻9～12g、丹皮9～12g、黄芪15～30g、生晒参6～12g（另煎兑）或人参粉3g（冲服）、淫羊藿12～15g、葫芦巴12～15g、葛根15～30g、丹参15～30g、鬼箭羽12～15g、地骨皮15～30g、荔枝核12～15g、仙鹤草15～30g。该方适合少阴肾虚体质，或久病肾虚阴阳俱虚者。若偏肾阴虚，咽干口渴者，可加用玄参、知母、黄柏等；若肾虚性功能障碍突出，表现为男子阳痿，妇女带下清稀者，可配合五子衍宗丸。若为脾肾阳虚兼寒湿证，脘腹胀满、疼痛，喜温喜按，泄泻，甚至完谷不化者，可用附子理中丸、四神丸；若为脾肾阳虚停饮证，呕吐痰涎、清水，背寒，眩晕，脘腹痞满，肠鸣漉漉者，可用苓桂术甘汤。

太阴脾虚体质

太阴脾虚体质，尤其是太阴脾虚湿盛体质，也就是刘备型的人，也容易发生糖尿病。这类人多为虚性肥胖，醇酒厚味吃多了，肚子大，腰围大，这就是腹型肥胖。这种人，得了糖尿病以后，就容易内生湿热。内生湿热以后，湿热又可伤脾，脾虚夹湿热，所以就容易出现大便不爽，或者大便稀、腹胀满这类症状。这种人，得了糖尿病以后，并不表现为多食这种症状。这个时候，治疗就经常要用健脾化湿类的方法。例如，二妙散、四妙散，还有参苓白术散、葛根芩连汤和芩连平胃散等方剂。

总的来说，太阴脾虚体质，常用"清化"，也就是用清热化湿的治疗思路，或者用"清补"的思路来治疗。咱们可用参苓白术散加上黄连、木香，即香连丸。临床观察发现，太阴脾虚这种体质类型的糖尿病，还是比较多见的。这种体质类型，若发生并发症，就常见糖尿病腹泻等症状。

我曾经治疗过河北唐山丰润的一个小伙子，他得了糖尿病以后，血糖控制不好，腹泻症状突出，一天拉肚子十几次，这就是有脾胃不和，腹胀、腹泻，肚子怕凉，一看舌苔还是黄腻的，舌质竟然是红的，乏力疲倦很明显，于是，我就给他开了连理汤。这个方是由什么药物组成的？就是理中汤，再加上黄连，服药十四天以后，症状就明显改善。一个月以后，不但这个腹泻症状改善了，而且血糖也得到了良好控制。所以，中医治疗糖尿病，并不仅仅是个降糖的问题。中药经过全身的调理，可以从整体来调理糖脂代谢紊乱，以实现血糖的良好控制。

临床经验方分享：尊仁清化糖宁方。药物组成：生晒参 6～12g（另煎兑）或人参粉 3g（冲服）、生黄芪 15～30g、炒苍白术各15g、茯苓 9～15g、陈皮 9～12g、清半夏 9～12g、黄芩 9～12g、蚕砂 12～15g、黄连 9～12g、荷叶 12～30g、葛根 15～30g、丹参 15～30g、地骨皮 15～30g、鬼箭羽 12～15g、荔枝核12～15g、仙鹤草 15～30g。该方适合太阴脾虚体质，或醇酒厚味，内生湿热者。

少阳体质

少阳体质，包括有林黛玉型，还有林冲、周公瑾型体质。少阳气郁体质，这类人本身心情就容易不舒畅，假如不高兴、爱生闷气，肝气郁结，就特别容易导致肝经有郁热，郁热伤阴耗气，就可以导致糖尿病。得了糖尿病后，经常表现为心烦、失眠、口苦、咽干、头晕、耳鸣、心胸烦闷，女性还经常会出现月经不调。这个时候，咱们就可以用丹栀逍遥散、小柴胡汤、大柴胡汤加减。如果本身是少阳郁热体质，周公瑾型，发生糖尿病就常伴有高血压病，那咱就可用大柴胡汤。如果是少阳气虚体质，林黛玉型，那就用丹栀逍遥散。如果是少阳气郁体质，豹子头林冲型，咱就用这个小柴胡汤加减。因为本身就爱生气，中医有一句话叫："肝开窍于目。"如果肝经郁热的话，就特别容易出现视网膜病变，眼底出血这类症状。

所以，少阳体质为病，一定要注意清解肝经郁热这种治法，这就是"清解"治法。

临床经验方分享：尊仁清解糖宁方。药物组成：生晒参6～12g（另煎兑）或人参粉3g（冲服）、柴胡9～12g、黄芩9g、茯苓9～15g、沙参12～15g、清半夏9～12g、蚕砂12～15g、黄连9～12g、白芍15～30g、葛根15～30g、丹参15～30g、地骨皮15～30g、鬼箭羽12～15g、荔枝核12～15g、仙鹤草15～30g。该方适合少阳气郁体质，或情志忧郁，气郁化热者。

厥阴肝旺体质

厥阴肝旺体质，即张飞型体质的人。这种类型的人得了糖尿病，经常合并高血压病、青光眼等并发症，进一步发展可继发脑血管病、糖尿病肾病，糖尿病视网膜病变眼底出血等并发症。常见证候类型，就是镇肝熄风汤、天麻钩藤饮、建瓴汤证。建瓴汤、镇肝熄风汤这类方用好了，对糖尿病合并的高血压病，常有非常好的疗效。

临床经验方分享：尊仁清降糖宁方。药物组成：生地

15～30g、玄参 15～30g、桑叶 12～15g、黄芩 9g、菊花 9～12g、夏枯草 12～15g、白芍 12～30g、蚕砂 12～15g、黄连 9～12g、生石决明 15～30g（先煎）、生龙牡各 30g（先煎）、葛根 15～30g、丹参 15～30g、地骨皮 15～30g、鬼箭羽 12～15g、荔枝核 12～15g、仙鹤草 15～30g。该方适合厥阴肝旺体质或厥阴阴虚肝旺体质，临床表现为肝阳上亢，或阴虚阳亢，风阳上扰者。

总的说来，三阴三阳辨证方法应用于糖尿病及其并发症临床，重视首先明辨三阴三阳体质类型。其次，重视诊断为什么病，什么并发症，强调重视谨守病机。当然，更重要的是，重视辨方证，应该重视"有是证，用是方"。所以，在整个治疗方案里，强调患者是什么体质，这种体质得了糖尿病以后，临床表现到底是什么方证，病情进一步再发展，会发生什么并发症。我们讲，因为是这种体质才得这个病。因为有这种体质得这个病，才出现这个方证。因为有这种体质得了这个病，进一步才发生这个并发症。所以说，这个三阴三阳辨证方法，就是所谓辨体质、辨病、辨证"三位一体"诊疗模式。

F 附录
FULU

三阴三阳辨证方法应用于
糖尿病及其并发症验案举例

接下来，通过几个糖尿病及其并发症的病案，看一下三阴三阳辨证方法，对多种内科杂病有什么样的普遍性的指导意义。

第一个病例，李某某，男，六十一岁。天津塘沽的一个工商银行行长。主要是口渴多饮，已经患糖尿病三年了。这个患者本身体质是特别棒的，食欲也比较好，工作能力也特别强，平常当然应酬也比较多。三年前，在体检当中发现得了糖尿病，长期就吃着格列本脲的这个药，但是血糖控制的还是不太理想，现在就是口渴，喝水喝得多，腰膝酸软，乏力，夜尿多这些症状，一看舌质是红的，舌苔是黄腻了，脉象是细滑的，脸色也是满面红光那种感觉，再看一下血糖，血糖 199mg 每分升，餐后是 232mg 每分升，糖化血红蛋白是 8.3%。所以说，他还是控制得不是太好。

这个时候，中医辨证为阳明胃热。阳明胃肠有结热，热伤阴耗气了，所以气阴两虚了。咱们治疗就以清泻胃肠结热为主，兼以养阴益气。处方，咱们应用大黄黄连泻心汤加减，同时又加了生地、玄参、天花粉、知母、葛根，还有丹参、鬼箭羽、地骨皮、荔枝核、仙鹤草等。结果用药三十剂以后，口渴就减轻了，体力逐渐好转，大便每天一次，就继续坚持吃。三个月以后，糖化血红蛋白就控制到 7.3%。又坚持治疗一个月以后，糖化血红蛋白就控制到 6.3%。这个人后来就改成了中药散剂来治疗，长期坚持吃药，一年之后再复查，糖化血红蛋白还是 6.1%。应该说取得了非常好的疗效。

分析这个病情，2 型糖尿病，发病病因是非常复杂的。发病都有体质因素，体质因素再加上后天环境因素。例如，饮食失节、情志失调、劳欲过度等，就可以发生糖尿病。从体质来说，哪个体质最多见？就是阳明胃热体质比较多见。当然，厥阴肝旺、太阴脾虚体质，都可以发病。这个患者本身就身体特别棒，工作能力特别强，平常应酬也多，工作劳累程度也比较大，所以，属于典型的关羽、关云长型，阳明胃热体质。

这种阳明胃热体质的人，往往症状不典型，所以他是在体检当中发现了这个病。虽然吃降糖药了，血糖控制并不好。这个时候出现腰膝酸软乏力了。若是一般情况下，就应该用益气养阴，补气养阴的药。但是我们说，仅仅补气养阴，那是不够的。为什么补气养阴不够？就是因为他这个形成气虚和阴虚的原因，是因为有热。《内经》有一句话，"二阳结谓之消"，就是胃肠有结热就可以导致消渴病。因为胃肠有结热，接着伤阴耗气，才可导致消渴。因此，我们必须把清泻结热摆到最重要的地位。除了要用生地、玄参、知母外，重点要用大黄、黄连、黄芩这些药清泻结热。所以，用这些清泻结热的药，同时配上滋阴补肾的药，就取得了比较好的疗效。

具体到这个方子里，咱们还用了葛根、丹参、地骨皮、荔枝核、鬼箭羽、仙鹤草。为什么要用这些药？就是因为这个糖尿病时间长了，特别容易伤阴耗气，久病就可以导致血瘀，所以，我们就需要理气活血化瘀，而这些药有活血化瘀的作用。葛根、丹参是师祖，也就是国医大师，恩师吕仁和教授的老师，北京四大名医之一，施今墨先生的传人，祝谌予教授常用的活血药对。而地骨皮、鬼箭羽、荔枝核、仙鹤草，是我们常用的治疗糖尿病的药串，地骨皮清热而不滋腻，仙鹤草益气而不助热，鬼箭羽可以活血化瘀，荔枝核可以理气散结。

尤其是这个仙鹤草，仙鹤草又叫脱力草，虽然是个止血药，但实际上，仙鹤草在东南亚尤其是夏天感觉疲乏的时候，民众都把这个仙鹤草煮水后用于抗疲劳，对缓解糖尿病乏力体倦这个症状，效果非常好。而且具有补气不伤阴、不助火的药性，就随方加入了比较大量的 30g 仙鹤草，常可取得比较好的疗效。整个治疗过程，就体现了一个辨体质与辨病、辨证相统一的思路。重视辨体质，重视辨病，重视辨证，也重视解决临床症状。其体质类型是阳明胃热体质，得的病是糖尿病，表现了方证是胃肠有结热，同时有气阴两虚，所以治疗的时候，咱们重点清泻结热兼以滋阴补肾，再加上仙鹤草，又能益气长力，取得了比较好的疗效。

第二个病例，李某某，女，四十一岁。北京石景山区公交站的售票员。这位女性患有糖尿病十二年了，主要症状是口渴口苦，最近病情加重，便秘也特别严重，又有视物模糊、肢体麻木、皮肤瘙痒一年多。因为她有十二年糖尿病病史，长期口服降糖药效果不好，因此已经打上了胰岛素。六十多个单位胰岛素，血糖控制还是不好，现在已经没法正常工作，心情非常不好。西医诊断为糖尿病周围神经病变、植物神经病变，还有糖尿病视网膜病变，所以这个病人特别痛苦。来看病的时候，悲痛欲哭，特别悲观。她现在的症状除了口渴多饮的症状以外，还有眼花、口苦咽干、头晕目眩、手脚麻木冷凉、全身皮肤瘙痒、大便干燥，这都是她的典型症状。观察后，胫前有肌肤甲错，就是我们中医讲有血瘀的表现。舌质暗，舌苔黄，脉弦细。说明也是有火。

这样的情况，辨证应该是少阳有郁热，郁热伤阴，肝肾阴虚，络脉血瘀，所以治疗是清解少阳郁热为主，有肝肾阴虚，则治以滋补肝肾，有血瘀，即给予活血化瘀，方用大柴胡汤加减。因为大柴胡汤，本身适用的体质类型就是少阳气郁的体质类型。所以，咱就用大柴胡汤。即柴胡、黄芩、芍药、大黄，同时，再加了葛根、丹参、三七粉。结果，服药五剂以后，大便就通畅了。喝了三十剂药以后，口苦眼花、肢体冷凉、疼痛这些症状都改善了，睡眠也有好转。再坚持服用三十剂药以后，症状就基本上都消失了。后来，她自己创业了，开了一个复印部，复印部经营不错，心情也很舒畅。这个人，特别能够坚持守方，总共吃了两年多，胰岛素也减量了，每日注射四十六个单位，血糖就能正常，病情显得很稳定，所以，取得了非常好的疗效。

这个病例，糖尿病多年不愈，已经出现了并发症，并发症是糖尿病视网膜病变、糖尿病周围神经病变、糖尿病植物神经病变。我们说，糖尿病并发症的发生，也与体质有密切的关系。我们观察发现，尤其是糖尿病视网膜病变，与这个少阳体质，就是这个少阳气郁体质，也就是林冲、林黛玉型，或者厥阴肝旺体质，即张飞型的体质，都特别容易得糖尿病视网膜病变眼底出血。为什么？因为这个少阳气郁也好，厥阴肝旺也好，都与肝有密切关系。

中医讲："肝开窍于目。"患者不高兴，就容易有肝火。肝火上炎，灼伤血络，就容易眼底出血。这个病人是林黛玉这样的体质。同时她本身就是悲观、爱生闷气。所以，肝气有郁结，郁热不解以后，就能损伤肝肾。中医经常讲："肝肾同源。"肝肾亏虚以后，一方面不能濡养于目，视力就可减退。另外，络脉血瘀就是眼底有病变，眼底有微血管病变，中医称为"视瞻昏渺"。患者有肝火，肝火灼伤血络，所以，特别容易眼底出血，而且还出现了手脚麻木、手脚冷凉疼痛的症状。

为什么会出现手脚麻木、手脚冷凉疼痛这样的症状？还是因为血瘀。血瘀不能布达于四肢，因为血瘀以后，气血不能布达于四肢，所以手脚凉。这个手脚凉，不能都理解成阳虚。有的是阳虚以后，可以导致血瘀，称为"因寒治瘀"。有的是血瘀，导致气血不能布达于四肢，导致手脚冷凉，就是因瘀致寒。例如，女孩子月经期的时候，受凉导致痛经，这叫因寒致瘀。这位患者，因为有血瘀，气血不能布达于四肢，出现手脚冷凉，所以表现为手脚麻木、疼痛，是因瘀致寒。

因此，治疗就以清解少阳郁热为主，当然，如果伴有肝肾亏虚，同时可以滋补肝肾，有血瘀则活血化瘀。咱就用大柴胡汤，方里又加了像茺蔚子、草决明等有凉肝明目、养肝明目作用的药物，加用大黄粉、三七粉冲服，既可活血，又可止血，对糖尿病视网膜病变眼底出血非常好。实际上，中药好就好在既能活血，又能止血。所以，对视网膜病变眼底出血、血瘀导致的出血效果就特别好。

另外，我们在方子里还加用了一些像防风、羌活、薄荷、蝉蜕等药物。中医把这些药叫"风药"，为什么要用风药？一方面，中医有一句话，叫做"颠顶之上，唯风药可到"，就是说"风药"才能把这个药引到眼上；另一方面，"目病多郁"，就是眼病经常都是因为肝郁。这个"风药"常有解郁的作用，所以取得了比较好的疗效。

但要想取得好的疗效，不光是处方要好，最重要的还是守方。因为上述这个病人特别能坚持吃了两年药，所以血糖控制得也很好，胰岛素用量也降低了，而且周围神经并发症的症状也消失了，植物神经症状也改善了，包括视力也保持得很好，病情长期稳定。所以，中医治疗糖尿病及其并发症，守方是非常重要的。这第二个病例，是针对糖尿病并发症的，糖尿病合并视网膜病变的一个病例。

第三个病例，是糖尿病肾病肾衰的一个病人，也是姓李。李某某，女，六十二岁。北京市宣武区工商局的一位退休的老同志。她主要是已经有十年糖尿病病史了，口渴、疲乏。现在病情逐渐加重，而且出现胸闷气短、恶心呕吐的症状。

这个人本身体质就比较虚，又得了糖尿病十年，近期发现肾功能已经衰退，发生肾衰了，而且还有皮肤病，就是黑色素瘤的病史。来看病的时候，就是恶心、呕吐得非常厉害，而且，有这个胸闷气短的症状，一活动就气喘，来看病的时候，两个人架着，才能上楼，所以，胸闷气短很严重。而且，呈现贫血貌，面色惨黄。全身皮肤瘙痒，满身都是抓痕，惨不忍睹。吃饭也不行，胃口也不好。大便好几天一次。再一看舌苔，舌质是淡暗，舌苔是腻苔，脉象是沉细。化验血肌酐 3.9mg/dL，而且，贫血也比较严重，血色素是 7.2g/dL。这个时候，糖尿病肾病已经是进入肾衰阶段了，而且肾性贫血也比较突出。实际上，还不仅仅是肾衰，还合并了心衰。心衰才是为什么不能平卧，一活动就喘的原因。

这个时候，应该怎么治疗？我们辨证为肾元虚衰，浊毒内停，胃气失和，气血受损，是其关键的病机。但目前突出的症状是胸闷气短，不能平卧，这是宗气虚陷，血瘀水停。所以，这个时候，治疗的重点就是要解决这个宗气虚陷，治以益气升陷、活血利水。所以，我们用的是名方升陷汤。

升陷汤不是张仲景的经方,是近代中西医汇通医家,河北盐山张锡纯的《医学衷中参西录》里的方子。我们应用升陷汤,同时又加了二陈汤、升降散加减。升降散是温病学家杨栗山的《伤寒温疫条辨》里的方。服药十五剂后,心悸气短就明显减轻。原来大便好几天一次,现在变成一天大便三次了。服用三十剂药以后,心悸气短以及瘙痒的症状,都有明显改善。但是还有恶心,于是就改了一个方,改用当归补血汤合二陈汤、升降散加味。

这个方子,她坚持吃了一年多,消化道症状完全消失了,精神状态也改善了,生活也能自理了,血肌酐逐渐降低到1.7mg/dL,血色素升高到100g/L,就是10g/dL。又坚持治疗一段时间以后,病情持续稳定。共坚持治疗三年。这个病人后来因为眼底又出血,治疗眼病的时候,再复查血肌酐,血肌酐依然还是稳定在这个水平,说明取得了非常好的疗效。因为糖尿病肾脏病本身发展是很快的,尤其是对这个合并心衰的患者,死亡率是非常高的。

但是这个病人经过三年的治疗以后,血肌酐有明显的降低,血色素也有提高,病情长期稳定在一个比较好的水平。这个病人是个典型的糖尿病肾脏病患者,病机是消渴病,日久以后,热伤气阴,导致气虚、阴虚、气阴两虚、阴阳俱虚,虚的基础上,好多病理产物如痰、湿、热、瘀等,互相胶结,中医有一句话,"久病入络",久病络脉瘀结,就导致肾脏的络脉里,形成了"微型症瘕"。所谓"症瘕"是包块的意思,就是"疙瘩",那"微型症瘕"就是看不见的包块。这个时候，治疗就应该化瘀散结。因为形成了"微型症瘕"以后，肾体受损，肾用失司。肾体受损就是肾脏的结构发生了改变，肾用失司就是肾脏的功能发生了异常。

肾脏有哪些功能？肾脏有主藏精的功能，有主水的功能，有主一身气化的功能。肾用失司以后，肾不能藏精，精微下流，就出现尿蛋白；肾不能主水，就出现水肿；肾不能主一身气化，就出现湿浊邪毒内生。这个湿浊邪毒内生以后，又可以阻滞气机升降，还可以败坏脏腑，耗伤气血，就出现气血亏虚，出现肾性贫血，阻滞气机升降出入以后，则出现恶心呕吐，大小便不通。这就是气机升降失司，实际上，经常就是肾衰已经进入了尿毒症期，毒素的积累加重，酸中毒了。这个阶段，肾衰已经比较严重，而且合并心衰，就会出现宗气虚陷的症状。

什么是宗气？古人认为宗气出于胸中，是胸中大气。宗气的功能是"贯心脉而行呼吸"，一方面的功能是贯通心脉；一方面的功能是维持呼吸。如果宗气下陷，宗气虚，就不能贯通心脉，不能维持呼吸，就可以导致血瘀水停，所以，这个病人就会出现一活动就气短，动则气喘的感觉。胸闷气短，不能平卧，这种症状，经常是心衰的症状。按中医讲，那就是宗气虚陷的症状。

胸中大气下陷的治疗，应用什么方最好？升陷汤可以说是对证良方。虽然，实际应用的是张锡纯的升陷汤，但是辨证选方依然是张仲景的《伤寒论》辨方证的思路。咱们用的是升陷汤配合杨栗山的升降散，依然是辨方证合方运用的思路。再加丹参、葶苈子、猪苓、茯苓、地肤子、苦参等，活血、泻肺、利水，祛湿止痒，结果用药以后，患者大便一通，就迅疾取效。恶心呕吐症状逐渐改善，宗气虚陷的症状迅速改善，贫血症状也改善了。所以，能取得非常好的疗效，一方面是因为通过补气活血、健脾和胃，二陈汤也好，当归补血汤也好，还有升陷汤，都是益气扶正、和胃降逆的药物；另一方面用升降散，方内有大黄、葶苈子等，具有泻肺利水、泄浊解毒的作用。泄浊解毒有啥功效？我们讲，到了肾衰阶段以后，肾的脏真之气都已经受损伤了，肾元虚衰了，单纯再用六味地黄丸、金匮肾气丸，都解决不了问题了，这个时候怎么办？只能通过健脾和胃，以保护肾功能。因为脾胃是后天之本，气血生化之源，肾是先天之本，以后天来养先天，就可以通过健脾和胃起到保护肾功能的作用。这就叫"以后天养先天"；另外，现在肾元虚衰，湿浊邪毒内生，补肾不好补的时候，通过泄浊解毒祛邪，泄浊毒以后就可使肾功能得到保护。所以，我们将其解释为"护胃气即所以保肾元，泄浊毒即所以保肾元"。通过护胃气以及泄浊毒起到保护肾功能的作用，这就叫"和胃泄浊"治法。应用这种治疗思路，治疗多种原因所致的慢性肾衰，常常可取得非常好的疗效。

当然，若要取得良好疗效，还有赖于守方。只有长期坚持中医药治疗，才能取得好的疗效。

综上所述，我们通过三个病例介绍了糖尿病及其并发症三阴三阳辨证选方的诊疗思路。总结起来，就是辨体质的基础上，结合辨病、辨方证的临床思维。在此以糖尿病及其并发症为例，谈三阴三阳辨证方法，目的也是在强调《伤寒论》的理法，不仅仅适合伤于风寒之邪的外感病，也适合外感热病，包括多种感染性疾病和传染病，而且也适合许多现代难治病、慢性疾病的治疗。因为三阴三阳辨证方法，本身就是在辨三阴三阳六系统病变的基础上，结合患者三阴三阳体质类型，所进行的辨方证的临床思维。

三阴三阳辨证，这种辨体质、辨病、辨证三位一体的诊疗模式，特别强调体质，体现着"治病求本"的精神，提示我们遇到糖尿病病人或者其他疾病，首先应该了解患者是什么体质，是太阳体质，还是阳明体质，少阳体质，太阴体质，少阴体质，厥阴体质，了解患者在三阴三阳体质里，属于十八类里的哪一类，然后再基于辨病以及症状、体征、舌脉等，明辨患者属于什么方证。总之，是以辨体质、辨三阴三阳六系统病变为纲，以辨方证为目。纲举目张。在多种疾病临床都有独特的疗效优势。

J 结语
JIEYU

辨体质、守病机、识腹证、
辨方证、选效药临床思维

第一，要辨体质，当然我们强调的明辨三阴三阳体质类型。人群体质总体可分为六大类，共十八类型。

第二，我们强调谨守病机，每种病之所以会发病，每种并发症之所以会发生，都有其核心病机。

例如，糖尿病的核心病机是热伤气阴，糖尿病到了并发症的时候，核心病机是络脉瘀结。到肾衰的时候，慢性肾衰的核心病机是肾元虚衰、湿浊邪毒内生。所以，我们一定要抓住这个病因，抓住了这个病机，就抓住了这个疾病发生发展的基本矛盾，这是非常本质的一种辨证思路。

第三，还要强调识腹证。

每一个方证，都有腹证方面的一种特殊表现。例如，承气汤是什么样的腹证，桂枝汤是什么样的腹证，桂枝加芍药汤是什么样的腹证，小陷胸汤是什么样的腹证？不同方证，腹证特点各不相同。例如，糖尿病合并胃轻瘫，临床可出现胸闷、胃胀、胃疼、大便不通等症状。如果一摸肚子，心下按之则痛，那应该用小陷胸汤；如果一摸肚子，表现为有胸胁苦满，就应该用柴胡汤类方；如果既有胸胁苦满，又有心下满按之痛，那应该用柴胡陷胸汤，就是把小柴胡汤和小陷胸汤合到一块用，这就是一种辨腹证的一个辨证选方的思路。

第四，三阴三阳辨证最中心、最核心的内容，依然还是辨方证。

辨方证是辨证论治的捷径。辨方证尤其是抓主症，是辨证论治的最高水平。辨方证与现代中医常说的辨证论治，实际上并不冲突。

第五，选效药。

抛开体质与患者所患疾病，仅仅强调辨方证是不对的。临床实践中，辨证选方用药，还要考虑患者是什么样的体质，得了什么样的病，有什么样的症状。同一种疾病，同一个方证，体质不一样，具体选方用药也应该不一样。如果同一种体质，同一个方证，得了不同的疾病，具体选方用药也应该不一样。例如，感冒可见小柴胡汤，用之得宜，常可一汗而解。如果是肝癌发热，也可能表现为小柴胡汤证，投用小柴胡汤虽可能退热有效，但想要从根本上解决肝癌，恐怕就没有那么容易！

其实，即使体质、疾病、方证都基本一样，如果临床症状不一样，实际上，治疗方案也应该有别。例如，前述第一个病例，临床表现为乏力疲倦的症状，我们就用了一个效药，即仙鹤草，为什么？因为仙鹤草有益气长力的作用。这就是针对症状选用效药。而针对糖尿病视网膜病变眼底出血者，加用三七粉，是针对糖尿病眼底出血选用的效药；而针对慢性肾衰血肌酐升高，可以通过泄浊解毒，加用大黄，则是针对肾衰湿浊、邪毒内生病机而选用效药。所谓选效药，有时候是针对病的，有时候是针对症状的，有时候是针对指标的。总的整体治疗的思路，就是三阴三阳辨证的思路，就叫辨体质、守病机、识腹证、辨方证、选效药。

所以，我们总结三阴三阳辨证的总的临床思维：首先是要辨体质，辨体质的基础上要紧抓病机，抓病机的基础上，同时要识腹证，但核心的内容依然是辨方证，但同时还是要注意选效药。我在临床上运用了多年，确实感觉有非常大的优势。三阴三阳辨证是一个非常有特色的辨证方法。应该说，是源于张仲景的《伤寒论》的一种具有普适性的辨证方法。

这也就是说，三阴三阳辨证方法，不仅仅适合外感病，也适合诸多的现代疑难杂病。像糖尿病、高血压这样的病，都可以用三阴三阳辨证的方法，有着普遍的指导意义。为什么？因为三阴三阳的实质，本身就是基于"道生一，一生二，二生三，三生万物"的哲学思想对人体所划分的六个生理系统。三阴三阳六系统在生理情况下是每个人都有的。而人群中的不同个体，这六个生理系统功能存在不平衡与气血阴阳多少的不同，就决定了人群可以分为三阴三阳六大类体质，进一步更可细分为十八类的这种体质。不同体质的人，得了病以后，临床表现不一样；不同体质的人容易感受的外邪不一样；不同体质的人得了病以后，表现的方证和预后转归也不一样，这就决定了我们要用三阴三阳辨证的方法的时候，应该以辨三阴三阳系统病变与辨体质为纲，然后辨方证为目，但辨方证是核心。实际上，这是一种辨体质、辨病、辨证"三位一体"的诊疗模式。所以，三阴三阳辨证，不仅仅适合外感病，包括感染性疾病、传染性疾病，也一样适合诸多的内伤杂病。所以经常说，"半部伤寒，就能治天下"。所谓"六经钤百病"，也就是三阴三阳统摄百病，确实不是一句空话，非常值得我们进一步深入学习，并在临床上推广运用。

思考题：

针对《伤寒论》的三阴三阳辨证这个专题，我们提出了三个思考题：

第一个问题：《伤寒论》三阴三阳实质问题，包括哪些观点？

具体来说，《伤寒论》三阴三阳的实质问题就是六经实质的问题。这是困惑几千年中医学界的一个重要问题，也是不能不回答的问题。

归纳历代医家的认识，包括经络说、脏腑说、六经气化说、六区地面说、六经形层说、六阶段说、系统说、综合说、六体质说等。我们强调的三阴三阳是六个生理系统，同时，又是人群的六类体质。这就是所谓三阴三阳系统论，三阴三阳体质论，而三阴三阳辨证，是在辨体质与辨三阴三阳六系统病变的基础上，所进行的方剂辨证，实质上就是"辨方证"。这就是所谓三阴三阳辨证方证论。

我们提出三阴三阳系统论，三阴三阳体质论，三阴三阳辨证方证论，这就是对三阴三阳的实质问题的回答。

第二个问题：什么叫辨方证？

因为《伤寒论》里三阴三阳辨证的核心就是辨方证，那么，什么是辨方证？我们说，证候是不同体质的人遭遇不同致病因素以后导致发病，发病以后所表现出来的临床状态就叫证候。这个证候，需要有特定的脉症来体现。所体现出来特定的证候，经常可以通过相应的方剂来解决，这个证候就叫方证。例如，出现了往来寒热、胸胁苦满、恶心呕吐这些症状的时候，我们说这个特定证候就可以用小柴胡汤解决，这个就称为小柴胡汤方证。辨小柴胡汤证而选用小柴胡汤，这就叫辨方证。

第三个问题：三阴三阳辨证方法的内涵是什么？

三阴三阳辨证方法，也就是俗称的六经辨证方法，是在辨三阴三阳六系统病变的基础上，参照这三阴三阳体质分类所进行的方剂辨证，也就是"辨方证"。这种辨证方法是基于体质的，同时又是以辨病为基础，根据方证的特定表现，按照具体脉症来选方用药。所以，三阴三阳辨证，实际上是一种辨体质、辨病、辨证"三位一体"的诊疗模式。